# Empfängnisverhütung

Eine vergleichende Übersicht aller Methoden,
Risiken und Indikationen

Alexander T. Teichmann

17 Abbildungen
31 Tabellen

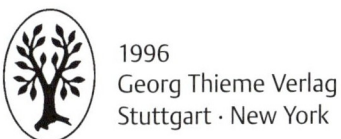

1996
Georg Thieme Verlag
Stuttgart · New York

Prof. Dr. med. Alexander T. Teichmann
Direktor der Frauenklinik und
Hebammenschule im Klinikum
Am Hasenkopf 1
63739 Aschaffenburg

*Die Deutsche Bibliothek –*
*CIP-Einheitsaufnahme*

*Teichmann, Alexander T.:*
Empfängnisverhütung : eine vergleichende
Übersicht aller Methoden, Risiken und
Indikationen ; 32 Tabellen / Alexander
T. Teichmann. – Stuttgart ; New York :
Thieme, 1996

© 1996 Georg Thieme Verlag
Rüdigerstraße 14
70469 Stuttgart
Printed in Germany

Umschlaggrafik: Markus Voll,
    Fürstenfeldbruck
Satz: Dr. Ulrich Mihr GmbH, Tübingen
    Satzsystem: 3B2 (4.62)
Druck: Grammlich, Pliezhausen
Buchbinderei: Held, Rottenburg

ISBN 3-13-102651-0     1 2 3 4 5 6

**Wichtiger Hinweis:** Wie jede Wissenschaft ist die Medizin ständigen Entwicklungen unterworfen. Forschung und klinische Erfahrung erweitern unsere Erkenntnisse, insbesondere was Behandlung und medikamentöse Therapie anbelangt. Soweit in diesem Werk eine Dosierung oder eine Applikation erwähnt wird, darf der Leser zwar darauf vertrauen, daß Autoren, Herausgeber und Verlag große Sorgfalt darauf verwandt haben, daß diese Angabe dem **Wissensstand bei Fertigstellung des Werkes** entspricht.

Für Angaben über Dosierungsanweisungen und Applikationsformen kann vom Verlag jedoch keine Gewähr übernommen werden. **Jeder Benutzer ist angehalten,** durch sorgfältige Prüfung der Beipackzettel der verwendeten Präparate und gegebenenfalls nach Konsultation eines Spezialisten festzustellen, ob die dort gegebene Empfehlung für Dosierungen oder die Beachtung von Kontraindikationen gegenüber der Angabe in diesem Buch abweicht. Eine solche Prüfung ist besonders wichtig bei selten verwendeten Präparaten oder solchen, die neu auf den Markt gebracht worden sind. **Jede Dosierung oder Applikation erfolgt auf eigene Gefahr des Benutzers.** Autoren und Verlag appellieren an jeden Benutzer, ihm etwa auffallende Ungenauigkeiten dem Verlag mitzuteilen.

# Vorwort

Das von G. K. Döring begründete Buch „Empfängnisverhütung" ist zum letzten Mal 1988 neu aufgelegt worden. Es erfreute sich nicht zuletzt aufgrund seiner Praxisnähe und der hervorragend gelungenen Abstimmung in der Methodendiskussion größter Beliebtheit und ist in zahlreiche Sprachen übersetzt worden.

Da es Herrn Professor Döring nicht möglich war, weiter an seinem Buch zu arbeiten und eine nächste Auflage vorzubereiten, wurde ich vom Verlag gefragt, ob ich die Fortführung des Buches übernehmen könnte. Ich habe zunächst die Vorstellung gehabt, es wäre damit getan, bestimmte Aktualisierungen einzuführen und so der Entwicklung der letzten Jahre in der Kontrazeption Rechnung tragen zu können.

Es wurde mir jedoch sehr schnell deutlich, daß die vergangenen sieben Jahre mit ihrer intensiven Diskussion und der Weiterentwicklung, vor allem auf dem Gebiet der hormonellen Kontrazeption, eine Neukonzeptionierung notwendig machten. Dies betrifft vor allem die Pharmakologie und die Epidemiologie, so daß der größte Teil neu erarbeitet werden mußte.

Erhalten werden konnten vor allem die Ausführungen über Kontrazeption ohne Einsatz von Mitteln, die heute, wie in der letzten Ausgabe, gleiche Aktualität und sachliche Richtigkeit besitzen. Ebenso wie dem Begründer lag auch mir viel daran, vorurteilsfrei und ausgewogen die für die Praxis wichtigen Informationen zusammenzutragen und so Grundlage der eigenen Urteilsbildung zu schaffen.

Besonders im Bereich der hormonalen Kontrazeption war es meine Aufgabe, eine Systematik auf dem Boden der Pharmakologie zu erstellen, die die Verordnung hormonaler Kontrazeptiva von einer rationalen Basis aus ermöglicht und von Arzt und Patient gleichermaßen verstanden werden kann.

Der Griff in die Pillenkiste sollte zunehmend einer pharmakologisch begründbaren intelligenten Entscheidung Platz machen, welche Methode, welches Präparat und welche Patientin erfahrungsgemäß am besten zusammenpassen. Dazu müssen alle notwendigen Einzelinformationen zusammengefaßt und strukturiert werden.

Trotz aller Vielfalt an wissenschaftlicher Information, sind viele Zusammenhänge noch ungeklärt und manch empirischer Ratschlag beruht nicht auf wissenschaftlich gesicherter Erkenntnis. Dennoch sollte stets daran gedacht werden, daß Grundlage des Handelns nur das gegenwärtige, nicht aber das in Zukunft zu erwartende Wissen sein kann und es guter wissenschaftlicher Kultur, so auch in der Medizin entspricht, nicht an Irrtümern festzuhalten. Jede auf Fakten und Einsichten beruhende Neuorientierung sollte als Erfolg der wissenschaftlich klinischen Methode angesehen werden. Gerade die Falsifizierbarkeit einer Theorie macht ihren wissenschaftlichen Wert aus. Besteht doch die Aufgabe der Wissenschaft, wie Karl Popper es formulierte, in der Elimination von Irrtümern.

Insofern muß es aller Interesse sein, möglichst bald die heutigen Irrtümer in der Empfängnisverhütung durch neue Theorien zu ersetzen, denen irgendwann einmal dasselbe Schicksal beschieden sein wird.

Aschaffenburg, Januar 1996                              A. T. Teichmann

# Inhaltsverzeichnis

# Einführung

Ebenso wie der Mensch es im Laufe seiner stammesgeschichtlichen und kulturhistorischen Entwicklung gelernt hat, sich gegenüber Witterungseinflüssen durch Kleidung und Bau von Häusern zu schützen, Vorräte anzulegen, um die Zeiten zwischen den Ernten zu überbrücken und Regeln geschaffen hat, mehr oder weniger erfolgreich das Zusammenleben von Individuen mit unterschiedlichem Interesse zu harmonisieren, hat es auch in der Geschichte der Menschheit nicht an Versuchen gefehlt, auf die Zahl der Nachkommenschaft und den Zeitpunkt ihrer Geburt Einfluß zu nehmen. Empfängnisverhütung ist, so gesehen, der komplementäre Begriff für Familienplanung, in welcher Formulierung der kulturelle und spezifisch menschliche Aspekt vorausschauenden Handelns zum Ausdruck kommt. Es steht außerhalb jeden vernünftigen Zweifels, daß die Planung von Nachkommen ein vorsorglicher und verantwortlicher Akt ist, der vermeiden hilft, daß Kinder in eine Welt hineingeboren werden, die für sie nicht oder noch nicht bereit ist.

Enthaltsamkeit als Mittel der Familienplanung ist, so sie denn stattfindet, sicher effizient. Sie ist im medizinischen Sinne unschädlich und im Verständnis der katholischen Theologie nicht sündhaft. Allerdings widerspricht sie den organismischen Neigungen der meisten Menschen, so daß ihre Effizienz an ein exzeptionelles Maß der Selbstkontrolle gebunden ist.

Diese Selbstkontrolle durch Einsatz von Wissen und Erfahrung auf ein Minimum zu beschränken, liegt als Idee denjenigen Methoden der Empfängnisverhütung zugrunde, welche sich keiner mechanischer oder chemischer Hilfsmittel bedienen.

Der Einsatz des geistigen Mittels intelligenter Enthaltsamkeit, mechanischer oder chemischer Barrieren und schließlich die bewußte Beeinflussung des Organismus mit dem Ziel, eine Befruchtung oder bereits die Ovulation zu verhindern, setzen die Reihe kultureller Leistungen fort, den allen das Ziel gemeinsam ist, die natürliche Sequenz von Schwangerschaften zu verhindern.

Dem unvoreingenommenen und pragmatisch denkenden Betrachter wird somit der qualitative Unterschied nicht recht deutlich, welcher in den verschiedenen Formen kultureller Einflußnahme auf den natürlichen Reproduktionszyklus gesehen wird. Die ohnehin in der Natur reichlich statthabende Verschwendung reproduktionsfähiger Substanz durch den nicht auf die Zeugung gerichteten Akt der Kopulation, würde am ehesten noch für eine effiziente Methode der Verhinderung von Eireifung und Ovulation sprechen. Die immer wieder, so auch hier, zitierte Auseinandersetzung mit dem Standpunkt der berühmten Enzyklika humanae vitae lenkt jedoch von zahlreichen weiteren Konfliktfeldern ab, in denen Kontrazeption an sich durchaus kontrovers diskutiert wird.

Da ist z. B. die in der Frauenbewegung häufig geäußerte Auffassung, durch Empfängnisverhütung werde die Frau dem Manne ohne die Bürde potentieller Fertilisierung jederzeit sexuell verfügbar gemacht. Die Antithese könnte demgegenüber lauten, wie dies auch Freud prophetisch formulierte, daß es ein Akt der Emanzipation der Frau sei, dem Joch der Reproduktion durch die Trennung von Sexualität und Fortpflanzung zu entgehen.

Die Frage wird häufig gestellt, warum denn so viel unternommen worden sei, die Kontrazeption zur Aufgabe der Frau werden zu lassen und das Bemühen, eine Kontrazeption des Mannes zu inaugurieren, keine durchsetzbare Technik (mit Ausnahme des Kondoms) ergeben habe. Die einen sind davon überzeugt, daß es ein Ergebnis des gesellschaftlichen Engagements sei und der mangelnden Energie, mit der nach einer reversiblen Methode männlicher Fertilitätsunterbrechung gesucht würde. Die anderen machen vom wissenschaftlichen Standpunkt aus für den geringen Erfolg entsprechender Bemühungen die tonisch kontinuierliche Spermiogenese des Mannes im Gegensatz zur zyklischen ovariellen Aktivität der Frau verantwortlich, welche deutlich einfacher zu beeinflussen sei.

Gelegentlich wird angeführt, daß die Kontrazeption als verantwortlicher Akt der Selbstbestimmung stets auf seiten dessen geübt werden sollte, für den die Folgen ihrer Unterlassung am schwersten wiegen. Dies ist zweifellos erfahrungsgemäß bei der Frau der Fall, die schwanger werden und die Last der Nachkommenschaft, im Gegensatz zu allzu idealtypischen Vorstellungen, im ungünstigsten Falle allein übernehmen muß. Das Idealbild partnerschaftlicher Verantwortung wird, wie die Erfahrung zeigt, nur selten in der Realität wiedergefunden, so daß auch eine gewisse Weisheit in dem Entschluß einer Frau zu finden ist, für die Vermeidung des Unerwünschten selbst Sorge zu tragen.

Neben kulturhistorischen, ethischen und gesellschaftlichen Aspekten werden in dem Komplex der Empfängnisverhütung auch massive wirtschaftliche Interessen deutlich. Nicht so sehr ist es die ökonomische Situation derer, die vielleicht aus diesem Grunde eine Schwangerschaft vermeiden wollen, als vielmehr die Tatsache, daß Herstellung und Vertrieb von Kontrazeptiva keine karitativen, sondern vielmehr kommerzielle Akte sind, die auch den Gesetzmäßigkeiten des Marktes und der Marktwirtschaft unterliegen.

Nicht zuletzt dürfte ein nicht zu vernachlässigender Faktor die Rolle der Medizin, genauer gesagt, der Ärzte sein, welche angesichts zunehmender Konkurrenz auch von Laienorganisationen, kontrazeptive Beratung und Verordnung von Mitteln sowie Medikamenten durchaus mit gutem Grunde als ihre Domäne ansehen.

Demzufolge tut der kritische Zeitgenosse gut daran, seinen eigenen Standpunkt zu suchen und sämtliche Informationen mit Blick auf die unterschiedlichen Urteilsmöglichkeiten zu überprüfen. Es sollte jedoch keinesfalls außer acht gelassen werden, daß die wesentlichen Grundlagen von Entscheidungen und Urteilen in allererster Linie Fakten sind, die zusammenzufassen, Gegenstand der folgenden Kapitel ist.

Dabei wurde der größte Raum der hormonalen Kontrazeption gegeben; nicht etwa weil sie als Methode, für sich betrachtet, die weiteste Verbreitung gefunden hat, sondern vielmehr deswegen, weil ihre Funktionsweise und ihr Einfluß auf den Organismus von sehr viel größerer Bedeutung und komplexerer Art ist, als diejenigen aller anderen Methoden der Empfängnisverhütung. Auf eine Propädeutik der Fruchtbarkeitsphysiologie wurde bewußt verzichtet und unterstellt, daß die grundlegenden Zusammenhänge dem Leser geläufig sind. Großer Wert dagegen wurde darauf gelegt, Informationen zusammenzustellen, deren kritische Verwertung eine kreative Auseinandersetzung mit Aussagen der Arzneimittelwerbung und unterschiedlicher Interessensgruppen erlaubt. Nur zu oft zeichnen diese durch Einseitigkeit und Auslassen wichtiger komplementärer Informationen ein unzutreffendes Bild. Es mag daher verstehbar sein, daß auf eine ausführliche Würdigung der pharmakologischen Grundlagen, vor allem der hormonalen Kontrazeption, nicht verzichtet werden konnte. Darüber hinaus wurde auf die Auswirkungen von kontrazeptiven Hormonen auf den Organismus der Frau im physiologischen, wie im pathophysiologischen Sinne Wert gelegt. Diese Gewichtung stellt aus genanntem Grund kein Werturteil über verschiedene Methoden, sondern lediglich eine Ordnung nach dem Kriterium der inhaltlichen Vielfältigkeit dar.

Das Zitieren relevanter Literatur ist quantitativen Beschränkungen unterworfen und enthält durchaus subjektive Wertungen. So wurden konkrete Literaturhinweise vor allem dort gegeben, wo angesichts aktueller Diskussionen dem Leser eine weiterführende Quelle hilfreich sein könnte.

Ein Nachwort wurde notwendig, weil die derzeitige Diskussion um hormonale Kontrazeptiva mit Ergebnissen epidemiologischer Studien konfrontiert wurde, die ein zentrales Anliegen des Buches, die kritische Würdigung kontrazeptiver Methoden, wesentlich berühren.

# Hormonale Kontrazeption

Der Gedanke, durch Anwendung von Sexualhormonen den natürlichen ovariellen und endometrialen Zyklus so zu modifizieren, daß eine Schwangerschaft ausgeschlossen ist, geht auf Untersuchungen von Haberlandt zurück, der 1921 publizierte, daß die Implantation von Corpora lutea graviditatis bei geschlechtsreifen weiblichen Tieren über einen längeren Zeitraum eine reversible Sterilität zur Folge habe.

Bickenbach und Paulikovics teilten als erste 1944 mit, daß die Ovulation bei der Frau mit täglich 20 mg Progesteron zu unterdrücken sei.

Zur Möglichkeit der breiten Anwendung hormonaler Kontrazeption auf dem Wege der Ovulationshemmung kam es jedoch erst, als synthetische Sexualsteroide zur Verfügung standen, die gut oral wirksam waren. Inhoffen und Hohlweg gelang es 1938, die Grundsubstanz der meisten in oralen Kontrazeptiva enthaltenen Gestagene, das Ethyltestosteron, zu synthetisieren.

So wurde es Pincus und Chang möglich, mit einem Derivat des Ethinyltestosterons den ersten kombinierten Ovulationshemmer zu entwickeln und auf den Markt zu bringen. Die sog. **„Pincus"-Pille (Enovid)** enthielt 9,85 mg Norethisteron und 0,15 mg Mestranol.

Die vergleichsweise hohen Estrogen- und Gestagendosen wurden nach Einführung anderer neuer synthetischer Substanzen schrittweise reduziert und in zahlreiche **Dosierungsschemata** inkorporiert.

! Am Prinzip der Ovulationshemmer hat sich jedoch seit dem ersten kommerziell verfügbaren Präparat bis heute nichts Entscheidendes geändert.

# Chemie und Metabolismus synthetischer Sexualsteroide in Ovulationshemmern

## Estrogene

### *Chemie und Wirkspektrum*

Die Unterdrückung des ovariellen Regelkreises ist grundsätzlich mit Estrogenen und Gestagenen allein möglich. Besonders mit Blick auf die Blutungskontrolle, ist jedoch eine Kombination beider Sexualsteroide besser und verträglicher.

### Ethinylestradiol

Das zur Zeit allein verwendete Estrogen in oralen Kontrazeptiva, ausgenommen wenige ältere Präparate, ist **Ethinylestradiol.** Es unterscheidet sich vom Estradiol durch die Einführung einer Ethinylgruppe an C-Atom 17 (Abb. **1**).

Im Gegensatz zu Estradiol wird die synthetische C-17-alkylierte Verbindung nach Resorption, vor allem in den proximalen Abschnitten des Dünndarms, nicht durch zahlreiche enzymatische Schritte inaktiviert, sondern erreicht schnell relativ hohe Serumspiegel, wobei sie vor allem während der sog. ersten Leberpassage in hoher Konzentration in den **Lebersinusoiden** anflutet.

Der erste Schritt der oxidativen Metabolisierung des Ethinylestradiols verläuft über den Angriff von Zytochrom P450-abhängigen Monooxygenasen an der Ethinylgruppe. Diese wichtigste und geschwindigkeitsbestimmende Reaktion beim Abbau der Substanz wird durch das Substrat selbst verlangsamt, wobei durch eine für das einzelne Enzym irreversible **Hemmung** die Abbaurate nicht nur des Ethinylestradiols vermindert wird. Gleiches gilt auch für die an C-Atom-17 alkylierten Gestagene vom Nortestosteron-Typ, wie auch für andere pharmakologisch bedeutsame Substanzen.

! Die hohe orale Wirksamkeit macht Ethinylestradiol für die orale Kontrazeption zur Zeit unentbehrlich.

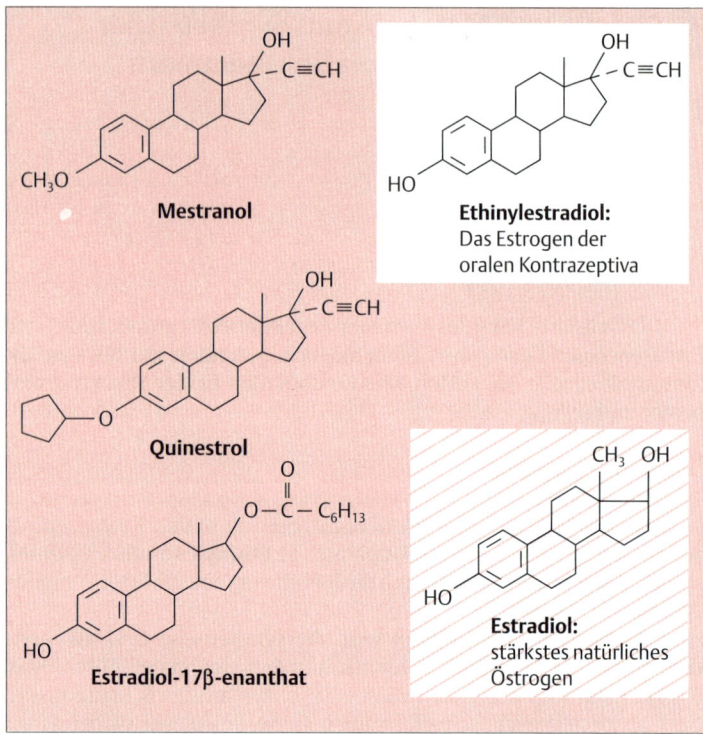

Abb. 1   Struktur der synthetischen Estrogene. Die hohe orale Wirksamkeit macht Ethinylestradiol für die orale Kontrazeption zur Zeit unentbehrlich.

Da 17-alkylierte Steroide so ihren eigenen Abbau verlangsamen, muß mit einer gewissen **Kumulation** im Laufe der Behandlung gerechnet werden, deren Ausmaß durchaus von der Struktur des Gestagens mitbestimmt wird.

Das qualitative **Wirkungsspektrum** von Ethinylestradiol und seine **Affinität** zum Rezeptor decken sich mit denen des natürlichen Estradiol. Es stimuliert das Wachstum aller estrogenabhängigen Gewebe, des Endometriums und des Vaginal- und Tubenepithels. Es fördert das Wachstum des Myometriums, der Ductuli (Brustdrüse) und die Proliferation des Urothels. Dabei wirkt Ethinylestradiol, ebenso wie Estradiol, stark gefäßdilatatorisch. Es induziert die Synthese von Estrogen- und Progesteronrezeptoren, wobei eine der Hauptwirkungen der Gestagene die Inhibition der estrogeninduzierten Rezeptorexpression ist.

Kompliziert werden die Verhältnisse dadurch, daß nicht in allen endokrinen Testsystemen bzw. an allen physiologischen Wirkorten des Ethinylestradiols eine linear ansteigende Dosiswirkungsbeziehung besteht. Vielmehr muß davon ausgegangen werden, daß vor allem am Endometrium nach dem Erreichen des maximalen stimulatorischen Effektes eine **Proliferationshemmung** durch Ethinylestradiol, wie auch durch andere Estrogene zustandekommt. Mit steigender Dosis ist unter Umständen auch ein abnehmender biologischer Effekt verbunden.

Pharmakologische Wirkungen des Ethinylestradiols (z. B. Stimulation der Proteinsynthese in der Leber) sind für eine ganze Reihe nicht kontrazeptiver Effekte dieses Steroids verantwortlich. Es scheint hier der Bereich maximaler Wirkung erst bei deutlich höheren Konzentrationen erreicht zu sein, als dies für die im engeren Sinne endokrinen Wirkungen der Substanz zu erwarten ist.

### Pharmakokinetik

Bei oraler Aufnahme wird Ethinylestradiol rasch und vollständig aus dem *Dünndarm* resorbiert. Dabei wird ein großer Teil der Substanz bereits in Konjugate bzw. Metabolite überführt, die eine Reservoirfunktion für das im Serum nachweisbare, unveränderte Ethinylestradiol darstellen. Ein weiterer Anteil erfährt eine chemische Veränderung bei der ersten *Leberpassage*.

Im allgemeinen wird der Konzentrationsgipfel nach 1 bis 2 Stunden erreicht, wobei der Hauptmetabolit das **Ethinylestradiol-Sulfat** ist (Abb. **2**). Auf dem Wege des enterohepatischen Kreislaufes kommt es bei dessen Anregung durch eine Mahlzeit, einige Stunden nach Einnahme des Ethinylestradiols, zu einem zweiten Konzentrationsanstieg.

Ethinylestradiol wird vorwiegend an Albumin gebunden, während nur ein verschwindend geringer Teil (1 bis 2 %) in freier Form vorliegt. In geringen Mengen ist Ethinylestradiol an das sexualhormonbindende Globulin *(SHBG)* und an das Transcortin *(CBG)* assoziiert.

Im Laufe der Einnahme kommt es zu ansteigenden Serumspiegeln, da, wie oben ausgeführt, ein Schlüsselenzym für die Metabolisierung durch Ethinylestradiol selbst und andere an C-Atom-17-alkylierte Steroide (z. B. Gestagene vom 19-Nortestosterontyp) gehemmt wird. Die Abhängigkeit der Serumspiegel des Ethinylestradiols von der Dosis des C-17-alkylierten Gestagens zeigt Abb. **3**.

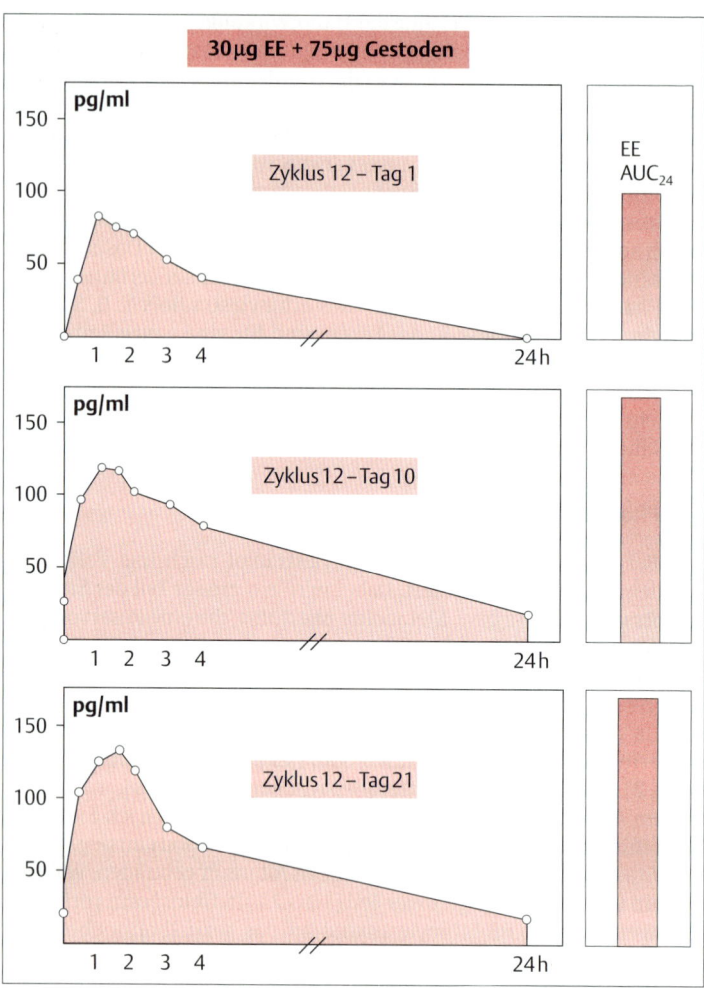

**Abb. 2** Zunahme der Serumkonzentrationen des Ethinylestradiols (EE) im Verlauf des 12. Einnahmezyklus (täglich 30 μg Ethinylestradiol + 75 μg Gestoden über 21 Tage). Die Ethinylestradiol-Spiegel erreichen zwischen 1 und 2 Stunden nach der Einnahme ein Maximum und fallen danach allmählich wieder ab. Die Berechnung der Fläche unter der Zeit-Konzentrations-Kurve (AUC = area under the curve) zeigt den Anstieg der Ethinylestradiol-Konzentration zwischen dem 1. und 10. Einnahmetag bis zum Erreichen eines Gleichgewichts (steady state) (nach Jung-Hoffmann u. Kuhl 1989).

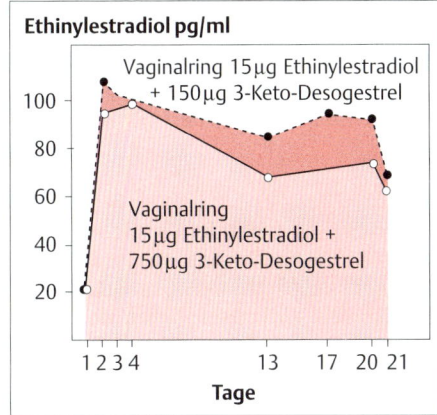

Abb. **3** Serumkonzentrationen des Ethinylestradiols während der 21tägigen Behandlung mit einem Vaginalring, der täglich 15 µg Ethinylestradiol und unterschiedliche Mengen von 3-Keto-Desogestrel freisetzt (nach Timmer u. Mitarb. 1990).

### Serumspiegel

Der Verlauf der Serumspiegel nach oraler Einnahme ist hinsichtlich der absoluten Höhen starken intra- und interindividuellen **Schwankungen** unterworfen. Wie Jung-Hoffmann und Kuhl (1989) gezeigt haben, können bei Einnahme identischer Dosen Serumspiegel erreicht werden, die intra- und interindividuell um ein Vielfaches variieren. Dabei findet sich keine Korrelation mit den sonst üblichen Bezugsgrößen Körpergewicht oder Körperoberfläche. Vielmehr scheinen ethnische und diätetische Einflüsse zu dominieren. Auch die gleichzeitige Einnahme von an C-Atom-17-alkylierten Gestagenen verlangsamt die Metabolisierung des Ethinylestradiols.

Es wird überwiegend als Glukuronid im *Urin* und als Sulfat mit der *Galle* ausgeschieden. Aufgrund seiner lipophilen Struktur wird Ethinylestradiol in der Peripherie, vor allem im Fettgewebe, gespeichert. Ein weiterer Faktor, der das Kumulationsverhalten dieses Steroids zu erklären vermag.

### Gestagene

Da sich Ovulationshemmer neben der Dosis des Ethinylestradiols vornehmlich durch Art und Dosis des Gestagens unterscheiden, wird dieser Gruppe von Steroiden besonders viel Aufmerksamkeit geschenkt.

Die physiologische Wirkung des Progesterons besteht in der sekretorischen *Umwandlung* des estrogenproliferierten Endometriums und beim Menschen wie auch tierexperimentell im *Erhalt* der Schwangerschaft. Eine Beschreibung der typischen gestagenen Wirkungen ist um so schwieriger, als zahlreiche *Interaktionen* mit den typischen Rezeptoren anderer Steroide vorliegen, welche zu einer sehr vielseitigen Gesamtwirkung, vor allem der synthetischen Gestagene, beitragen.

### Partialwirkung

So finden sich die im Partialwirkungsprofil der Gestagene aufgeführten, zum Teil widersprüchlich erscheinenden antiestrogenen, estrogenen/antiandrogenen, androgenen/glukokortikoiden, antiglukokortikoiden sowie antimineralokortikoiden Wirkungen neben der in der Kontrazeption wichtigen Hemmwirkung auf die Ovulation und die klassische transformatorische und antiproliferative Wirkung auf das Endometrium. Auch wenn die Zuordnungen der Partialwirkungen wesentlich von dem verwendeten tierexperimentellen Parameter abhängt, läßt sich doch feststellen, daß allen Gestagenen letztere Fähigkeiten der Transformation des Endometriums und der gonadotropen Hemmung eigen sind.

Dagegen findet sich eine gewisse, erst in hoher Dosis in Erscheinung tretende antimineralokortikoide, d.h. natriuretische Wirkung nur beim *Gestoden,* eine Eigenschaft, die allerdings in den üblichen, in Ovulationshemmern applizierten Dosen klinisch nicht zum Tragen kommt. In physiologischen Dosen ist diese Wirkung allein dem *Progesteron* eigen.

Fast alle **Gestagenwirkungen** haben einen primären Estrogeneinfluß, welcher der Induktion von Progesteron-Rezeptoren dient, zur Voraussetzung. Dies gilt allerdings nicht für die gestageninduzierte Erhöhung der Basaltemperatur (thermogenetischer Effekt) und für die auf das Progesteron beschränkte sedative Wirkung, welche dessen Anwendung in hoher Dosis neben seinen pharmakokinetischen Besonderheiten limitiert.

Da eine ganze Reihe von Gestageneffekten auf deren antiestrogener Partialwirkung beruhen und die Expression von Estrogen- und Gestagenrezeptoren durch Gestagene selbst gehemmt wird, kommt es in vielen, für die Klinik der Kontrazeption wichtigen Bereichen, vor allem am Endometrium, zu einer Umkehr bzw. zu einem **Nachlassen der Wirkung** mit steigender Dosis.

Es gilt also besonders für die Gestagenmedikation, daß eine Steigerung der täglichen Dosis mitunter zum Wirkungsverlust bei bestimmten Parametern führt.

Dies trifft nicht für die antigonadotrope Partialwirkung zu, welche neben dem Gestagen-Rezeptor auch über den Androgen-Rezeptor vermittelt werden kann.

### Gestagengruppen

Aufgrund ihrer chemischen Strukturähnlichkeit werden unter den synthetischen Gestagenen die dem Progesteron strukturell nahestehenden *Pregnane,* von den Abkömmlingen des Nortestosterons unterschieden. Letztere können aufgrund des Substituenten am C-Atom-13 in sog. *13-Methyl-* und *13-Ethylgonane* unterteilt werden (Abb. **4** u. **5**).

Die **Progesteronderivate** zeichnen sich in ihrem Partialwirkungsprofil überwiegend durch eine nicht vorhandene bis geringe Androgenwirkung und komplementär hierzu durch eine mehr oder weniger ausgeprägte *antiandrogene* Partialwirkung aus.

Demgegenüber weisen die **Nortestosteronderivate** eine mehr oder weniger ausgeprägte *androgene* und keinerlei antiandrogene Wirkung auf.

Hier stellt das 13-Methylgonan *Dienogest* die einzige bekannte Ausnahme dar. Es besitzt mit Ausnahme einer antiandrogenen und der progesteronartigen Wirkkomponente keinerlei relevante Partialwirkungen. Insofern wirkt Dienogest eher wie die klassischen Pregnane, obwohl es chemisch den 13-Methylgonanen zuzuordnen ist.

### Unterscheidungsmerkmale

Weitere Unterscheidungsmerkmale sind die bei den Pregnanen vorhandene *glukokortikoide* und die, bei fast allen 13-Methylgonanen (mit Ausnahme des Dienogest und Allylestrenol) festzustellende, leichte estrogene Partialwirkung aufgrund einer geringfügigen Konversion zu Ethinylestradiol. Das substanz- und bis zum gewissen Grade auch das gruppenspezifische Partialwirkungsprofil, ist im wesentlichen dosisabhängig. Die klinische Bedeutung zeigt sich vor allem bei der Betrachtung der relativen Wirkstärken und der komplementären Estrogendosis.

Dies bedeutet, daß das Auftreten klinisch relevanter androgener Restwirkungen vor allem davon abhängt, bei welcher Dosis die für die Kontrazeption notwendige gestagene Wirkung gegeben ist und wie hoch das Estrogen dosiert werden muß. Umgekehrt orientiert sich die Dosierung antiandrogen wirksamer Gestagene, sofern sie therapeutisch zu nutzen ist, nicht an der progesteronartigen, sondern an der den endogenen Androgenen entgegengerichteten Wirkstärke (Tab. **1** u. **2**).

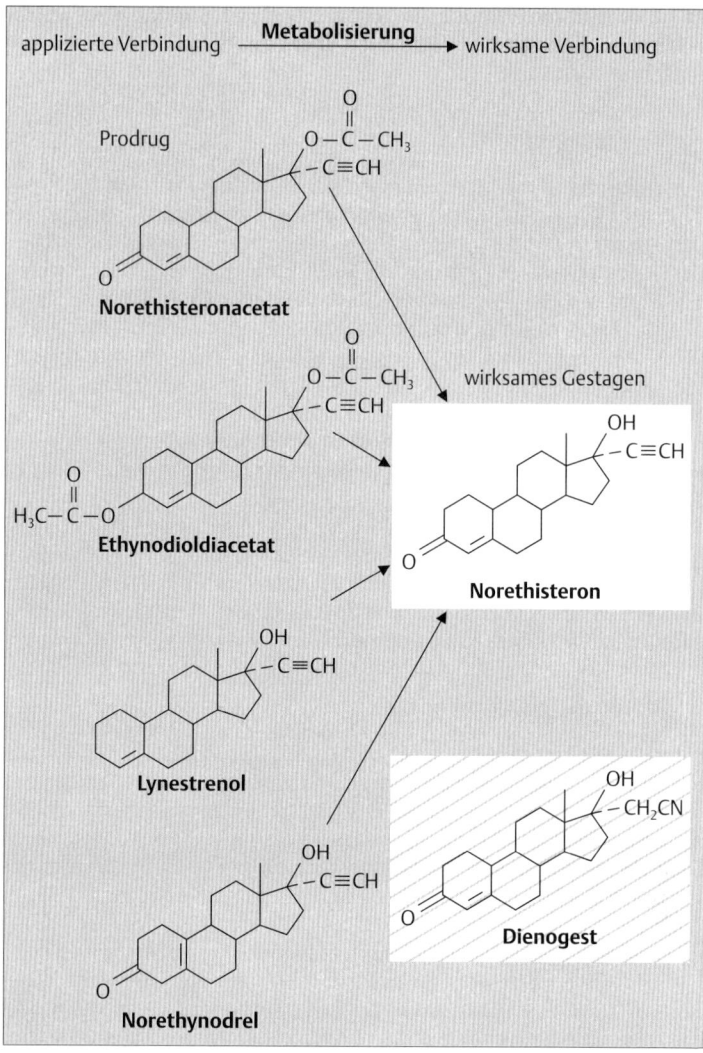

**Abb. 4** 13-Methylgonane: Norethisteron als wirksame Form entsteht erst nach Metabolisierung in Dünndarmmukosa und Leber. Dienogest ist chemisch, metabolisch und in seiner biologischen Wirkung eine Ausnahme.

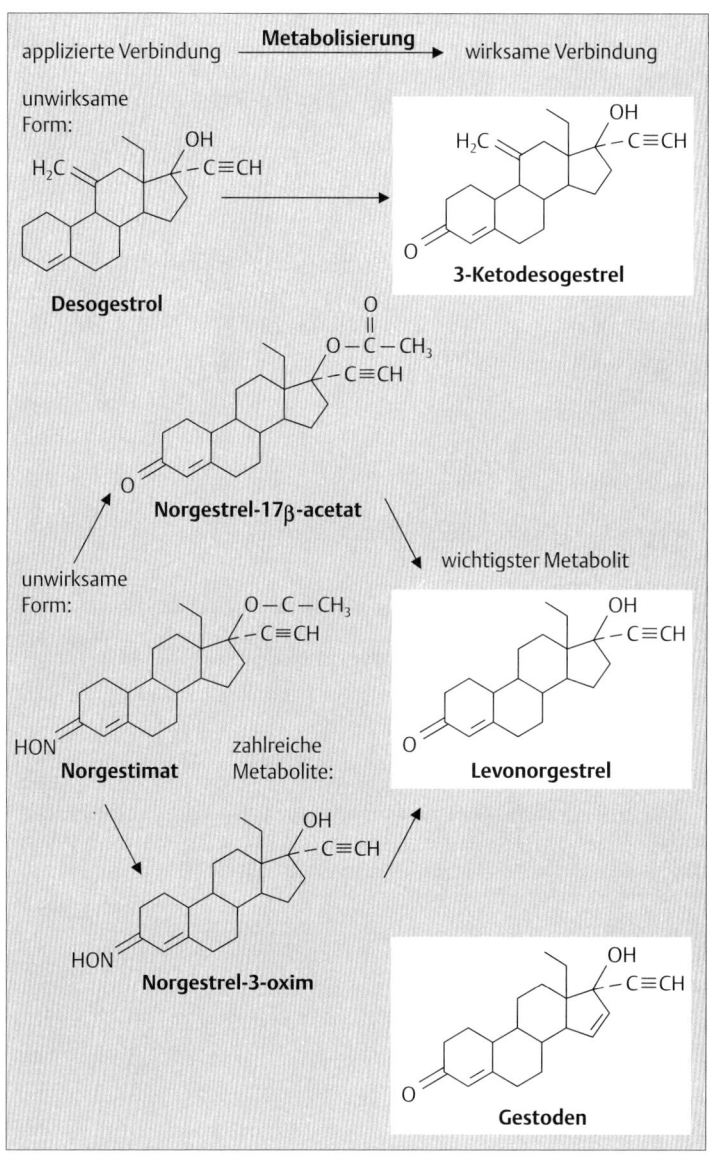

Abb. **5**   13-Ethylgonane

Tab. 1    Partialwirkungen verschiedener Gestagene

| Gestagen | gestagene Wirkung | anti-estrogene Wirkung | estrogene Wirkung | anti-androgene Wirkung |
|---|---|---|---|---|
| Progesteron | + | + | – | (+) |
| Medroxyprogesteronacetat | + | + | – | (+) |
| Megestrolacetat | + | + | – | (+) |
| Chlormadinonacetat | + | + | – | + |
| Cyproteronacetat | + | + | – | + |
| Norethisteron | + | + | + | – |
| Norethisteronacetat | + | + | + | – |
| Ethynodiolacetat | + | + | + | – |
| Lynestrenol | + | + | + | – |
| Levonorgestrel | + | + | – | – |
| Desogestrel | + | + | – | – |
| Gestoden | + | + | – | – |
| Norgestimat | + | + | – | – |
| Dienogest | + | – | – | + |

Die klinische Manifestation der spezifischen Partialwirkung eines Gestagens ist einerseits von dessen Dosierung, andererseits von der komplementären Estrogen-menge abhängig.

### Vergleich und Auswahl

Beim Vergleich unterschiedlicher Gestagene sollte stets beachtet werden, daß das Partialwirkungsprofil verschiedener Substanzen zu einer Erweiterung der Auswahl eines gewünschten Wirkungsspektrums des Ovulationshemmers wesentlich beiträgt. Per se kann keine Rede davon sein, daß einzelne Gestagene aufgrund ihrer chemischen und metabolischen Eigenschaften insgesamt als günstig oder ungünstig bezeichnet werden können.

Tab. **2** Partialwirkungen verschiedener Gestagene

| Gestagen | androgen-anabole Wirkung | gluko-kortikoide Wirkung | antimineralo-kortikoide Wirkung |
|---|---|---|---|
| Progesteron | – | + | + |
| Medroxyprogesteron-acetat | (–) | + | |
| Megestrolacetat | – | + | |
| Chlormadinonacetat | – | + | – |
| Cyproteronacetat | – | + | – |
| Norethisteron | + | – | – |
| Norethisteronacetat | + | – | – |
| Ethynodiolacetat | + | – | – |
| Lynestrenol | + | – | – |
| Levonorgestrel | + | – | – |
| Desogestrel | + | – | – |
| Gestoden | + | (+) | (+) |
| Norgestimat | + | | |
| Dienogest | – | – | – |

**!** Die verbreitete Ansicht, die Einteilung von Gestagenen in 3 „Generationen" – gemeint ist hier das Datum der Zulassung, meist nicht das Datum der ersten Synthese – sei gleichbedeutend mit einem Qualitätsurteil dergestalt, daß neuere Substanzen auch die besseren sein müßten, hält einer objektiven Überprüfung nicht stand.

Die als Gestagene der 3. Generation bezeichneten Substanzen (Desogestrel, Norgestimat, Gestoden) sind zweifellos von anderen Nortestosteronderivaten und dem in die gleiche chemische Gruppe gehörenden Levonorgestrel zu unterscheiden. Daraus jedoch abzuleiten, daß sie deswegen für die Kontrazeption geeigneter seien, ist weder wissenschaftlich noch klinisch zu vertreten. Eine **individualisierte** und **rationale** Verordnung von Ovulationshemmern wird sich der Vor- und Nachteile unterschiedlicher Gestagene in einer vernünftigen und nachvollziehbaren Weise bedienen.

**!** Pauschal wertende Urteile, welche sich nicht auf eine konkrete klinische Situation beziehen, sind weder sinnvoll noch hilfreich.

### Nortestosteron-Derivate

Fast alle in oralen Kontrazeptiva enthaltenen 19-Nortestosteron-Derivate verfügen im Unterschied zu den Ursprungssubstanzen über eine *Ethinyl*gruppe am C-Atom-17. Eine Ausnahme bildet lediglich das 13-Methylgonan Dienogest.

### 13-Methylgonane

Mit Ausnahme von Dienogest sind alle in oralen Kontrazeptiva verwendeten 13-Methylgonane erst nach **Metabolisierung** zu *Norethisteron* wirksam. Dies liegt an der sehr schwachen Affinität zum Progesteron-Rezeptor. Sie sind daher als pharmakologische Vorläufer des eigentlich wirksamen Gestagens anzusehen. 13-Methylgonane unterliegen nach rascher Aufnahme im Dünndarm, ebenso wie die anderen synthetischen Sexualsteroide, einer ausgeprägten Metabolisierung in der Mukosa und anschließend in der Leber.

Im Gegensatz zu Ethinylestradiol werden sie zu mehr als einem Drittel an SHBG, zu zwei Dritteln an Albumin gebunden.

Ihre **Ausscheidung** erfolgt über Oxidation und Glukuronidierung. Die im Partialwirkungsprofil zum Ausdruck kommende *estrogene* Partialwirkung von Norethisteron als wichtigstem Metaboliten, scheint an einer allerdings quantitativ sehr geringen Umwandlung durch Aromatisierung in Ethinylestradiol zu liegen. Zur Umwandlung gelangen etwa 0,35–2% der Norethisteron-Dosis (Taubert u. Kuhl 1995; Reed u. Mitarb. 1990; Brown u. Mitarb. 1960).

Die Pharmakokinetik von *Norethisteronacetat* entspricht aufgrund der raschen Hydrolyse in Gastrointestinaltrakt und Leber derjenigen des Norethisteron. Sieht man von einer geringen zeitlichen Verschiebung der Konzentrationsgipfel von Norethisteron ab, welche durch die zum Teil aufwendigere Metabolisierung von Lynesterol und Ethinodioldiacetat zu erklären ist, kann, zumindest grob gesehen, auch deren Pharmakokinetik, wie auch die des Norethynodrels mit der des Norethisterons weitgehend gleichgesetzt werden.

### Dienogest

Ein chemisch, und auch in seinen biologischen Wirkungen von den genannten Vertretern der 13-Methylgonane zu unterscheidendes Gestagen, ist das *Dienogest*. Aufgrund der Zyanomethylgruppe am C-Atom-17 kommt eine Aktivitätshemmung, vor allem der Zytochrom P450-abhängigen Oxygenasen, nicht zum Tragen. Es wird daher eine höhere tägliche *Dosis* notwendig.

Die im Laufe der Einnahme dennoch auftretende, allerdings nur mäßige, *Kumulation* deutet auf eine gewisse Wirkung des Ethinylestradiols auch auf die Metabolisierung des Dienogest hin.

Auch die mit 20–40% (gemessen an der des Cyproteronacetats) ausgeprägte antiandrogene Wirkung, ist für die 19-Nortestosteron-Derivate eine Besonderheit.

Neben seiner antiandrogenen Eigenschaft besitzt Dienogest in den verwendeten Dosen keine weiteren über die gestagene hinausgehende Partialwirkungen.

Es ist nicht wie die meisten anderen Gestagene an SHBG oder CBG gebunden, sondern findet sich zu 90% in der Albuminfraktion, während ein mit 10% relativ großer Teil in freier Form zirkuliert. Dienogest verdrängt damit nicht Androgene aus ihrer Proteinbindung, so daß auch indirekte Androgenwirkungen nicht zu erwarten sind.

### 13-Ethyl-Gonane

Die bezogen auf die täglich erforderliche Substanzmenge wirksamsten Gestagene gehören zur Gruppe der 13-Ethyl-Gonane. Ihnen allen gemeinsam ist neben der 17-Alpha-Ethinylgruppe eine *androgene* Wirkung, die aufgrund der insgesamt niedrigen Tagesdosis klinisch nicht oder nur moderat in Erscheinung tritt.

*Norgestrel* kommt in 2 Stereoisomeren vor, von denen nur Levonorgestrel (D-Norgestrel) im Gegensatz zu Dextronorgestrel (L-Norgestrel) hormonell aktiv ist. Da beide Isomere der vor allem hepatischen Metabolisierung unterliegen, wird durch das Racemat der Stoffwechsel nutzlos belastet.

**!** Daher sollte allein Levonorgestrel verabreicht werden.

Letzteres wird mit hoher Affinität an SHBG, mit geringer Affinität, aber hoher Kapazität, an Albumine gebunden. Der ausgeprägte Kumulationseffekt der gemeinsamen Einnahme von Levonorgestrel und Ethinylestradiol ist, wie Untersuchungen von Song u. Mitarb. (1989) zeigen, nicht durch die Reduktion der SHBG-Spiegel zu erklären. Vielmehr spielt auch hier vor allem die **Interferenz der Metabolisierung** des Ethinylestradiols und des Levonorgestrels an den Zytochrom P450 gebundenen Enzymsystemen eine Rolle. Die antiestrogene Wirkung, welche auch noch in der Kombination 30 µg Ethinylestradiol plus 150 µg Levonorgestrel, besonders in metabolischen Untersuchungen, gefunden wurde, ist bei den übrigen Gestagenen der 13-Ethyl-Gonan-Gruppe geringer.

*Desogestrel* ist selbst nahezu unwirksam und wird in die eigentliche Wirksubstanz, das 3-Ketodesogestrel durch Hydroxylierung am C-Atom 3 im Dünndarm und in der Leber umgewandelt. Für seine Metabolisierung, vor allem durch Oxidation, gelten die beim Levonorgestrel gemachten Angaben gleichermaßen.

Soweit heute bekannt, ist auch *Norgestimat* nicht als die eigentliche wirksame Substanz anzusehen. Vielmehr entstehen relativ rasch eine ganze Reihe von Metaboliten, von denen der wichtigste das *Levonorgestrel* ist.

*Gestoden* ist das quantitativ am stärksten wirksame Gestagen. Die Ovulationshemmdosis beträgt 40 – 50 µg, etwa die Hälfte derer des Levonorgestrel und des Desogestrel. Seine hohe Wirksamkeit verdankt es einer relativ langsamen Metabolisierung. Die im Partialwirkungsmodell gegenüber den anderen synthetischen Gestagenen einzigartige antimineralokortikoide Wirkung des Gestoden ist in den therapeutisch angewandten Dosen nicht wirksam.

### Pregnane

Die chemisch sich vom Progesteron ableitenden Gestagene, welche in der Gruppe der Pregnane zusammengefaßt sind, verfügen nicht wie die Gonane über eine 17-Alpha-Ethinylgruppe und besitzen eine geringe oder gar nicht vorhandene Androgenwirkung. Dagegen finden sich in hoher Dosis auch klinisch zum Ausdruck kommende glukokortikoide Eigenschaften.

In seiner antiandrogenen Partialwirkung ist *Cyproteronacetat* das stärkste bekannte Steroid. Seine lipophilen Eigenschaften führen zu einer ausgeprägten Speicherung im Fettgewebe, die Metabolisierung in der Leber verläuft eher langsam. Es kommt daher zu einer relativ lang andauernden Wirkung und einer Halbwertszeit nach Beendigung der Verteilungsphase von bis zu 70 Stunden. Die Ausscheidung erfolgt als Konjugat über die Galle und kann durch enterohepatische Zirkulation vermindert werden. Der wesentliche Metabolit, das 15-Beta-Hydroxy-cyproteronacetat, hat, wie die Muttersubstanz, ausgeprägte antiandrogene, im Gegensatz zu dieser jedoch nur geringe gestagene Partialwirkungen.

Wie Cyproteronacetat, so wird auch das deutlich schwächer antiandrogen wirksame *Chlormadinonacetat* im Fettgewebe gespeichert und weist eine vergleichsweise lange Ausscheidungszeit (ca. 80 Stunden) auf. Auch Chlormadinonacetat verfügt über antiandrogen wirksame Metabolite und wird ebenfalls über Konjugate mit der Galle ausgeschieden, weshalb auch hier die enterohepatische Zirkulation eine gewisse Rolle für die Pharmakokinetik spielt.

Im Gegensatz zu den erstgenannten Vertretern der Pregnan-Reihe verfügt *Medroxyprogesteronacetat* über eine schwache androgene, nicht jedoch über antiandrogene Partialwirkungen. Von besonderer Bedeutung ist die Verabreichung als intramuskuläre **Injektion** in mikrokristalliner Suspension. Dieses als Depot wirksame Präparat führt zu einer relativ konstanten Freisetzung des Gestagens und so zu Serumspiegeln, die über Monate sicher antiovulatorisch wirken.

Als oral einzunehmender Bestandteil von Ovulationshemmern ist Medroxyprogesteronacetat wie auch Medrogeston, Megestrolacetat nicht auf dem Markt.

### *Die Bedeutung der Pharmakologie für die Auswahl des Gestagens*

Die Pharmakologie weiblicher Sexualsteroide ist außerordentlich *komplex* und wenn auch im Vergleich mit derjenigen anderer exogener und endogener Substanzen gut, so doch bei weitem nicht erschöpfend aufgeklärt.

Wirkungsweise der Steroide und Interferenz mit physiologischen und pathologischen Gegebenheiten sowie Nahrungsmitteln und Medikamenten machen ihre Effekte im Einzelfall schwer vorhersehbar. Daher ist die Diskussion um Vor- und Nachteile einzelner Sexualsteroide im Vergleich zu anderen Vertretern der jeweiligen Gruppe, vor allem mit Blick auf die Gestagene, schwierig.

Es ist daher wissenschaftlich und klinisch höchst fragwürdig, Einstufungen vorzunehmen, die den Eindruck erwecken, es gäbe „günstige" oder „ungünstige" Gestagene.

Die Wirkung eines Steroidhormons hängt von zahlreichen Faktoren ab, die in ihrer Gesamtheit erst einen sinnvollen Vergleich unterschiedlicher Substanzen zulassen (Tab. **3**).

Das willkürliche Herausgreifen des einen oder anderen pharmakologischen Parameters zum Vergleich zweier Gestagene oder Estrogene ist für die Bewertung einer Substanz irrelevant. So ist die eingenommene Dosis ebensowenig ein Kriterium für die Eignung eines Gestagens wie die isoliert betrachteten Rezeptoraffinitäten oder Serumspiegel.

Vielmehr kommt es letztendlich darauf an, welche pharmakodynamischen Auswirkungen in der gegebenen Kombination mit einem Estrogen ein Gestagen aufweist und vor allem, welcher Patientin dieses Gestagen gegeben wird.

Tab. **3**   Faktoren, die die Wirkung von Sexualsteroiden determinieren

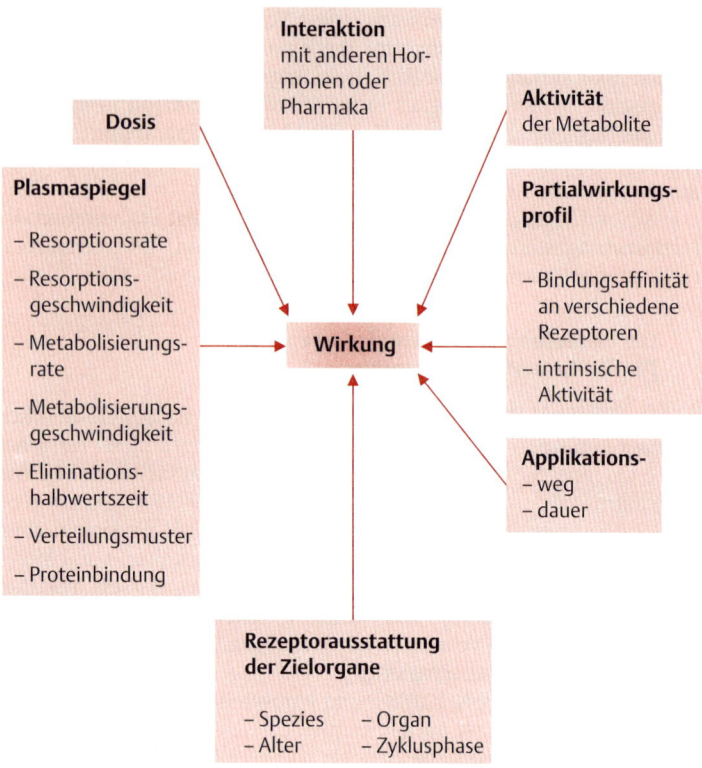

Am einfachsten läßt sich dies anhand der antiandrogenen Partial-wirkung zeigen, die für bestimmte Patientinnen therapeutisch höchst sinnvoll ist, bei anderen jedoch möglicherweise einen Nachteil bedeutet.

❗ Die Verordnung von Ovulationshemmern sollte sich, soweit hier Kriterien erarbeitet sind, vorwiegend an den klinischen Gegeben-heiten orientieren und sich nicht von isoliert betrachteten Parame-tern der Pharmakologie beeinflussen lassen, deren Bedeutung für Verträglichkeit und Nebenwirkungsspektrum zumeist gar nicht be-kannt ist.

# Dosierung und Dosierungsschemata

Hormonale Kontrazeptiva verhindern zuverlässig eine Schwangerschaft. Im wesentlichen erfolgt dies durch Störung des physiologischen Ablaufes von Eireifung und Eisprung, aber auch aufgrund peripherer Wirkungen.

Von den niedrig dosierten Präparaten wird die ovarielle, im besonderen die follikuläre Aktivität nicht vollständig unterdrückt, jedoch kommt es aufgrund zentraler und peripherer Wirkungen der Sexualsteroide, vor allem des Gestagens, nicht zu einer Ovulation. Selbst wenn eine solche Ovulation stattfände, würde die Eizelle durch die Beschaffenheit des Zervixschleimes mit hoher Wahrscheinlichkeit nicht fertilisiert werden können. Selbst wenn dies geschähe, wäre ihr Transport über die Tube zum Endometrium gestört. Auch bei Versagen dieses Mechanismus würde die befruchtete und zeitgerecht in das Cavum uteri gelangende Blastozyste nicht auf ein zur Nidation bereites Endometrium treffen.

**Dosis** und Dosierungsschemata von Estrogenen und Gestagenen orientieren sich an den Erfordernissen der verschiedenen Mechanismen der Schwangerschaftsverhütung.

Zur Unterdrückung der *Ovulation* ist die Gabe ovulationshemmender Dosen, vor allem des Gestagens, notwendig (Tab. **4**). Oberhalb dieser Dosis sind die klinischen und metabolischen Wirkungen eines hormonalen Kontrazeptivums für dessen Dosierung maßgebend. Ist die Ovulationshemmung, wie bei den reinen Gestagenpräparaten, nicht der wesentliche schwangerschaftsverhütende Mechanismus, so muß die Dosierung nach Maßgabe der peripheren Effekte gewählt werden.

**!** Angesichts der starken intra- und interindividuellen Schwankungen der Pharmakokinetik von Sexualsteroiden muß in jeder Art von Dosierungsschema auch eine gewisse Sicherheitsreserve enthalten sein, welche die gewünschte präventive Wirkung auch unter ungünstigen akzidentellen metabolischen oder konstitutionellen Bedingungen sicher gewährleistet.

Tab. 4 Transformationsdosis verschiedener Gestagene (nach Angaben aus der Literatur und der Hersteller)

| Substanz | Ovulationshemm-dosis (mg/Tag) | Transformations-dosis (mg/Zyklus) |
| --- | --- | --- |
| Levonorgestrel | 0,06 | 12 |
| Desogestrel | 0,06 | 2 |
| Gestoden | 0,03 | 3 |
| Norgestimat | 0,2 | 7 |
| Norethisteron | 0,4 | 120 |
| Lynestrenol | 2,0 | 150 |
| Dienogest | 1,0 | 6 |
| Cyprotoronacetat | 1,0 | 20 |
| Chlormadinonacetat | 1,0 – 4,0 | 30 |
| Medroxyprogesteronacetat | 10 | 80 |

Die Transformationsdosis ist diejenige Dosis, die zur vollständigen sekretorischen Umwandlung eines proliferierten **Endometriums** erforderlich ist.

Unter der Voraussetzung, daß eine sichere schwangerschaftsverhütende Wirkung vorhanden ist, können verwendete Dosen und modifizierte Darreichungsschemata durchaus dazu beitragen, die Verordnung individuell den Bedingungen einer Patientin anzupassen. Die im Einzelfall am besten verträgliche Substanz oder Kombination ist entweder probatorisch oder anhand konkreter Symptomatologien zu finden.

Dabei sollte ein wichtiges Kriterium die Angemessenheit der Dosis sein. Es sollte die niedrigste, für eine Patientin effektive und tolerable Substanzmenge zugeführt werden, die notwendig ist, den gewünschten präventiven und klinischen Effekt zu erzielen. Die Verordnung sollte sich u. a. daran orientieren, daß mit der niedrigsten effektiven Dosis des Estrogens und des jeweiligen Gestagens begonnen wird. Erst wenn Nebenerscheinungen, vor allem Zyklusirregularitäten, die Akzeptanz eines Präparates nicht mehr gewährleisten sollten, können Dosis, Dosierungsschema und verwendete Steroide modifiziert werden (Abb. **6**).

Die zur Auswahl stehenden Dosierungsschemata lassen sich in Kombinationspräparate, Sequential- und Gestagenmonopräparate unterteilen.

*Kombinationspräparate* können in einer oder mehreren Stufen aufgebaut sein, wobei jedoch als gemeinsames Kriterium die Tatsache bleibt, daß in jedem Dragee ein Estrogen und ein Gestagen enthalten ist.

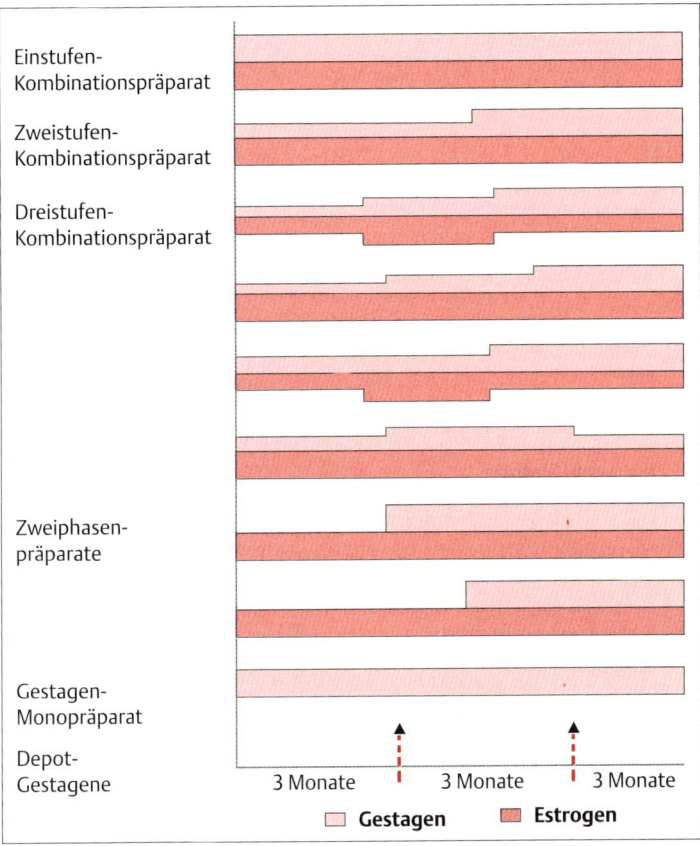

**Abb. 6** Schematische Zusammenstellung der wichtigsten Dosierungsschemata hormonaler Kontrazeptiva.

*Sequentiell* aufgebaute Präparate zeichnen sich dadurch aus, daß zunächst ausschließlich ein Estrogen gegeben und nach einigen Tagen dem Estrogen ein Gestagen zugefügt wird.

### Kombinationspräparate

Die am meisten verwendeten Ovulationshemmer gehören in die Gruppe der Kombinationspräparate. Neben der klassischen *einstufigen* Zubereitung sind *Zwei-* und *Dreistufenpräparate* verfügbar, bei denen die Gestagen- bzw. Gestagen- und Estrogendosierung im Verlauf des artifiziellen Zyklus modifiziert werden.

Der Vorteil dieser Abänderung des klassischen Kombinationskonzeptes besteht im wesentlichen darin, daß ohne Verzicht auf kontrazeptive Wirksamkeit, insbesondere die Gestagendosis gesenkt und damit die metabolische Belastung vermindert werden kann.

! Eine generelle Bewertung dieser Veränderung hinsichtlich tatsächlich vorhandener Vor- und Nachteile ist zur Zeit nicht überzeugend möglich.

### Phasenpräparate

Unter dem Aspekt einer möglichst physiologischen Zufuhr von Sexualsteroiden, wurde das Anwendungsschema der sequentiellen Verabreichung entwickelt.

Hierzu mag kritisch angemerkt werden, daß Ziel der Anwendung von Kontrazeptiva nicht die Imitation eines natürlichen Zyklus, der im allgemeinen zur Ovulation und Nidation führt, sondern vielmehr die Schaffung *unphysiologischer* Verhältnisse ist, unter denen eine Schwangerschaft eben nicht zustande kommen kann.

So führte, besonders bei *älteren* Präparaten, auch der Verzicht auf eine frühe Zugabe des Gestagens zu einer signifikanten Verringerung der kontrazeptiven Sicherheit. In den *neueren* Sequentialpräparaten, welche mit einer Estrogenphase von nur 7 Tagen und anschließender Kombination mit einem Gestagen über 15 Tage einen gewissen Kompromiß darstellen, ist diese wieder in akzeptable Bereiche gerückt.

Dennoch bleibt der Einwand, daß bei einer sequentiellen Verabreichung von Sexualsteroiden zur Empfängnisverhütung der frühe Beginn des ovariellen Zyklus nur durch *hohe Dosen* von Ethinylestradiol ($\geq 50\,\mu g$ pro Tag) gehemmt werden kann.

Allerdings scheint das Auftreten von Zwischen- und Durchbruchblutungen bei ihrer Verwendung weniger häufig zu sein, so daß hier unter Umständen eine Indikation für den Einsatz der (mit $50\,\mu g$ Ethinylestradiol relativ hochdosierten) Sequenzpräparate zu sehen ist.

### Reine Gestagenpräparate

Bei der kontinuierlichen oder diskontinuierlichen Verabreichung von Gestagenen auf oralem oder parenteralem Wege ist die Ovulationshemmung außer bei der Verwendung von Depot-Medroxyprogesteronacetat von untergeordneter Bedeutung für die kontrazeptive Sicherheit. Vielmehr sind es die obengenannten peripheren Effekte, die bei exakter Anwendung der Substanz vor allem bei oraler Applikation, eine Schwangerschaft zuverlässig verhüten. Daher ist die verwendete Gestagen-Dosierung, verglichen mit derjenigen in Ovulationshemmern, relativ niedrig. Zwischen- und Durchbruchblutungen sind allerdings häufiger, da die endogene Estradiolproduktion in weiten Grenzen variieren und nicht vorhergesagt werden kann.

### Modifikation des Zyklus

Von den vorgegebenen Dosierungsschemata kann im Einzelfall abgewichen werden.

Dies betrifft sowohl die Modifikation des *hormonfreien* Intervalls zwischen zwei artifiziellen Zyklen, als auch die Wahl der *Blutungsabstände.* Im Grundsatz ist nichts dagegen einzuwenden, wenn der Zyklus durch Weglassen oder Ergänzen von Dragees, vor allem bei Gebrauch einstufiger Kombinationspräparate, verlängert oder verkürzt wird. Eine Verkürzung des einnahmefreien Intervalls ist ebenfalls möglich und führt zu einer früher im Spontanzyklus wirksamen Interferenz der exogenen Sexualsteroide mit den Vorgängen der Follikelreifung.

Bei bestimmten Symptomatiken, die auf einen *Estrogen-Entzug* hindeuten, kann in der Pause zwischen zwei Zyklen Ethinylestradiol als Monosubstanz weitergegeben werden. Die Blutung, allgemein bezeichnet als Pseudomenstruation oder Abbruchblutung, wird allein durch das Absetzen des Gestagens ausgelöst, so daß eine durchgehende Estrogeneinnahme möglich und im Einzelfalle auch sinnvoll sein kann. Auch die kontinuierliche Einnahme eines einstufigen Kombinationspräparates über zwei oder drei Zyklen mit dann induzierter Abbruchblutung ist u. U. zu erwägen. Die starre Orientierung am 3-Wochen-Rhythmus mit einwöchiger Pause, sei es in Form von Plazebo-Einnahme oder einnahmefreiem Intervall, ist nicht als starre Regel zu betrachten, sondern stellt eine dem normalen Zyklus, zumindest in der zeitlichen Abfolge, analoge Darreichungsweise der Ovulationshemmer dar, die konventionsgemäß etabliert worden ist.

Eine *Individualisierung* und ein überlegtes Abweichen von dieser Grundlage ist mitunter auch aus pharmakologischen Gründen sinnvoll.

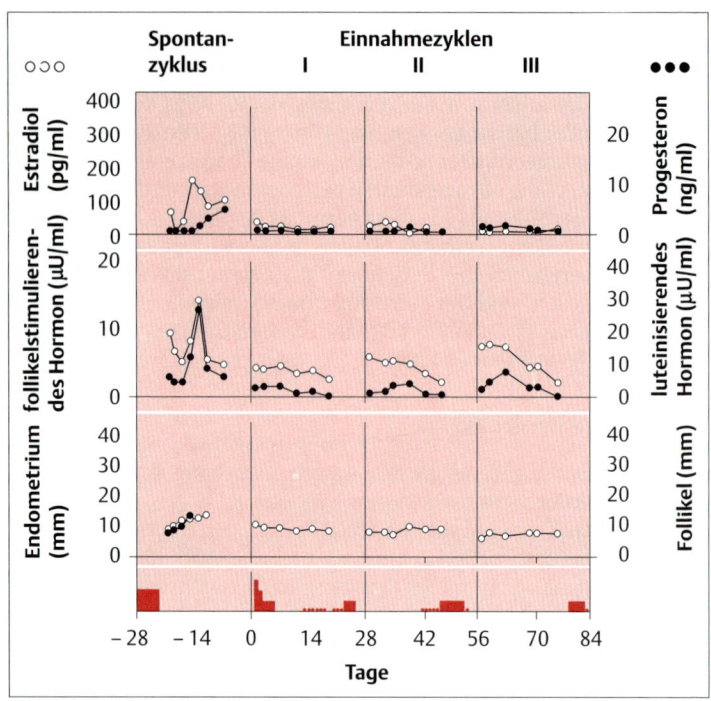

**Abb. 7** Beispiel der Wirkung einer Kombination von 20 μg Ethinylestradiol und 100 μg Levonorgestrel auf Estradiol, Progesteron, FSH, LH-Konzentrationen, Follikelbildung und Endometriumdicke und Blutungsverhalten (unveröffentlichte Daten).

So kann die Verkürzung des hormonfreien Intervalls zur Verbesserung der Ovulationshemmwirkung auch niedrig dosierter Präparate beitragen und somit im Dienste der allgemein akzeptierten und wünschenswerten *Dosisreduktion* stehen. Erste Erfahrungen mit einem Ovulationshemmer, der 20 μg Ethinylestradiol und 100 μg Levonorgestrel enthält und wahlweise für 21 oder 24 Tage bei 28tägigem Rhythmus gegeben wird, liegen bereits vor (Abb. **7**).

## Das Gestagen-Familienkonzept

Die Verordnung von kontrazeptiven Steroiden, im besonderen von Ovulationshemmern, hat sich bis heute wesentlich an der Dosis des Ethinylestradiols und des etwa dosisgleich zu setzenden Mestranols orientiert.

**❗** Dabei gibt es heute für Präparate mit mehr als 50 µg Ethinylestradiol keine Indikation mehr.

Nach Erschließung eines **Dosisspektrums,** welches – vorläufig – bis zu 20 µg Ethinylestradiol pro Tag herunterreicht, ergibt sich ein Bereich *zwischen 20 und 50 µg,* in dem eine Variationsmöglichkeit des Estrogenanteils besteht.
Auf der anderen Seite existiert eine Vielzahl von Gestagenen mit einem durchaus unterschiedlichen **Partialwirkungspektrum.**

**❗** Bei der primären Auswahl des Gestagens spielt zunächst allein die Frage eine Rolle, ob die Substanz androgene oder antiandrogene Partialwirkungen entfaltet.

Epidemiologische Daten und Erfahrungen mit verschiedenen Steroiden aus klinischen Untersuchungen in der Literatur mögen ein weiteres Entscheidungskriterium sein. Dennoch gibt es heute keine überzeugende Argumentation, die ein Gestagen in der Primärverordnung dem anderen grundsätzlich überlegen erscheinen ließe.
Die Einteilung von Präparaten nach der Estrogen-*Dosis* und nach der *Art* des Gestagens liegt daher nahe.

**❗** Kontrazeptiva mit gleichem Gestagen können in eine Familie eingruppiert werden, innerhalb derer sowohl die Estrogen- als auch die Gestagen-Dosis und das Dosierungsschema variieren können.

Die Formulierung von Gestagenfamilien hat im wesentlichen den Vorteil, daß bei der Erstverordnung mit der *niedrigsten Estrogen- und Gestagendosis* begonnen werden kann und im Falle vor allem des Auftretens von Zwischenblutungen oder anderer Symptombildungen, die jeweiligen Dosen und Dosierungsschemata verändert und angepaßt werden können, ohne daß eine in ihrer Auswirkung schwer kalkulierbare qualitative Veränderung im Gestagenanteil stattfinden müßte.
Es wäre daher wünschenswert, wenn, wie im Falle von **Levonorgestrel** (13 Ethylgonan), die Variationsmöglichkeiten innerhalb einer

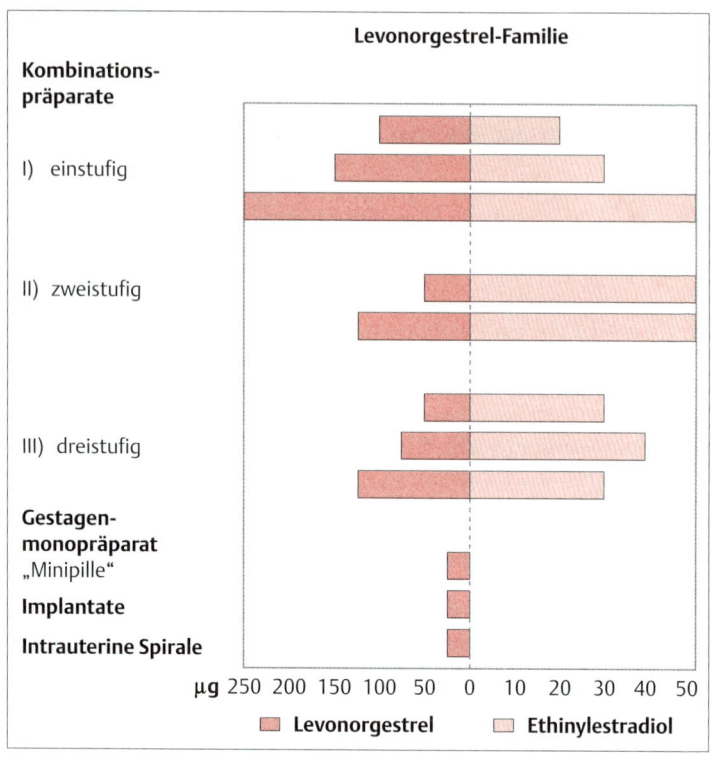

Abb. 8   Levonorgestrelhaltige hormonale Kontrazeptiva als Beispiel für eine Gestagenfamilie.

Gestagen-Familie den klinischen Erfordernissen entsprächen. Für levonorgestrelhaltige Kontrazeptiva gibt es eine *kontinuierliche* und *proportionierte Abstufung* von 20/100 über 30/150 bzw. 30/125 auf 50/250 µg Ethinylestradiol und Levonorgestrel, zusätzlich das zwei- und dreistufige und das Gestagen-Monopräparat (Abb. **8**).

Für **Norethisteron** (13 Methylgonan) und verwandte Gestagene sind gleichermaßen kohärente Dosis- und Dosierungsabstufungen zwischen 20 und 50 µg bekannt.

Für **Desogestrel** findet sich, bei gleichem Gestagen-Gehalt, die Möglichkeit, den Estrogen-Anteil zwischen 20–30 µg zu variieren.

Ebenso existiert eine sequentielle Darreichungsform mit 50 µg Ethinyl-estradiol.

**Norgestimat**haltige Präparate sind in einer ein- und dreistufigen Darreichungsform verfügbar.

Im Sinne einer vernünftigen und an der niedrigsten effektiven und tolerablen Dosis orientierten Verordnung wäre es wünschenswert, wenn für die wichtigsten Gestagen-Familien sinnvolle und aufeinander abgestimmte Abstufungen verfügbar wären, die ein planloses Ausprobieren verschiedener Ovulationshemmer überflüssig machen und eine, auch für die Patientin nachvollziehbare Logik, in der Verordnung ermöglichen würden. So ließe sich, auch wenn qualitative Neuentwicklungen in der hormonellen Kontrazeption für die nächsten Jahre nicht zu erwarten wären, zumindest eine deutliche Strukturverbesserung mit den vorhandenen Mitteln erzielen.

# Kontrazeptive Wirkungen von Ovulationshemmern

## Zyklusregulation

Die Wirkung von Estrogenen und Gestagenen auf das Sekretionsmuster und die Höhe der **Gonadotropinspiegel** ist von der Hormonsubstitution in Klimakterium und Senium her bekannt. Es kommt zu einer deutlichen Senkung der FSH-Spiegel, bei hohen Estrogen-Dosen auch zu einer Unterdrückung der LH-Sekretion. Dabei scheint der Angriffspunkt der Sexualsteroide sowohl im Hypothalamus als auch in den für die Gonadotropin-Produktion und Freisetzung verantwortlichen Zellen des Hypophysenvorderlappens zu liegen.

**Zentralnervöse Einflüsse** von Sexualsteroiden sind sowohl in bezug auf die Estrogene als auch vom Progesteron und den synthetischen Gestagenen her bekannt. Sie beziehen sich nicht allein auf den Hypothalamus. So wird ein Estrogenmangel mit dem klinischen Auftreten von depressiven Zuständen sowie spezifischen Veränderungen des Stoffwechsels von Neurotransmittern und parakrinen Funktionen im Zentralnervensystem zusammengebracht. Progesteron bewirkt eine Hemmung neuronaler Aktivitäten bis hin zu narkotischen Zuständen.

■ Es wird vermutet, daß die Wirkung von Progesteron und synthetischen Gestagenen auf den **Hypothalamus,** im besonderen die Freisetzung von Gonadotropin-Releasinghormon (GnRH), durch eine Stimulation der Freisetzung von Betaendorphin, einem Opioid, gehemmt wird. Eine so resultierende Störung der pulsatilen GnRH-Freisetzung führt zu einer inadäquaten Stimulation der Zellen des Hypophysenvorderlappens und damit zu einer Störung der Gonadotropin-Sekretion (Rasmussen u. Mitarb. 1989).

Im Gegensatz zum Hypothalamus scheint die Wirkung der Sexualsteroide auf die **Hypophyse** im wesentlichen von den Estrogenen, namentlich Ethinylestradiol, auszugehen. Es kommt zu einer dosisabhängigen Hemmung der GnRH-induzierten Gonadotropin-Freisetzung und somit zu einer Herabsetzung der Empfindlichkeit der gonadotropinesezernierenden Zellen des Hypophysenvorderlappens gegenüber der hypothalamischen Stimulation. Dies ist auch im physiologischen Zyklus zu beobachten (Thomas u. Mitarb. 1973; Yen u. Mitarb. 1972). Bei länger-fristiger Einnahme wird die Reservekapazität dieser Zellen verringert. So wird eine geringfügige Verzögerung des Wiederauftretens eines spontanen ovulatorischen Zyklus nach Absetzen kombinierter Ovulationshemmer erklärt. Die Wirkung synthetischer Gestagene auf den Hypophysenvorderlappen ist substanzabhängig unterschiedlich und kommt erst in höheren Dosen zum Tragen.

## Ovar

Weniger zuverlässig als die zentralen Wirkungen der Steroide sind die direkten Einflüsse von Estrogenen und Gestagenen auf die Biosynthese der ovariellen Steroide und damit auf Follikelreifung und *Corpus luteum*-Bildung. Exogene Estrogene und Gestagene können mit der Steroid-Biosynthese im Ovar interferieren. So kommt es durch die Gabe auch schwach wirksamer und niedrig dosierter Estrogene zu einer Beeinträchtigung der präovulatorischen Estradiol-Produktion und zu einer Verminderung der Progesteron-Synthese durch Gestagene während der Lutealphase. Es wird vermutet, daß es sich um eine direkte Hemmung von Enzymen handelt, die an der Steroid-Biosynthese beteiligt sind. Eine sichere Ovulationshemmung läßt sich allerdings auf diese Weise nicht erzielen, zumeist kommt es zu einer Funktionsbeeinträchtigung des Corpus luteum.

Die hypophysären und ovariellen Wirkungen von Ovulationshemmern sind dosisabhängig. Während bei den älteren, höher dosierten Präparaten die ovarielle Aktivität weitgehend unterdrückt wird, kommt es unter den heute überwiegend verordneten, im Gestagen- und Estrogenanteil niedrig dosierten Ovulationshemmern zu morphologisch und endokrinologisch faßbaren Aktivitäten im Sinne einer, wenn auch unphysiologischen, *Follikelreifung*. Da die kontrazeptive Wirkung sowohl die Follikelphase als auch die Entwicklung der Granulosazellen und damit die Funktion des Gelbkörpers beeinträchtigt, ist eine Schwangerschaft trotz inkompletter Eireifungshemmung nahezu ausgeschlossen.

Es kommt daher entscheidend darauf an, die zentrale und ovarielle kontrazeptive Wirkung der Steroide möglichst *frühzeitig* und konsequent im Zyklus einzusetzen, damit die Rekrutierung eines dominanten Follikels, der bis zum gewissen Grade eine Eigendynamik entwickelt, *verhindert* wird.

❗ Setzt die ovulationshemmende bzw. beeinträchtigende Wirkung zu spät ein oder ist sie z. B. durch Vergessen einer Tagesdosis vermindert, kann es trotz Fortsetzung der Einnahme zur Ovulation kommen.

Eine Reduktion des einnahmefreien Intervalls unter die konventionsgemäß in fast allen Präparaten realisierten 7 Tage, vermag daher die kontrazeptive Sicherheit zu erhöhen. Umgekehrt sind Einnahmefehler während der ersten Tage des artifiziellen Zyklus mit einer besonders hohen Versagerrate der Ovulationshemmung assoziiert. Hierin liegt auch der Grund für die verminderte Zuverlässigkeit, besonders der alten Sequenzpräparate mit langer Estrogeneinnahme, bei denen der Gestagenzusatz erst relativ spät im Zyklus erfolgt.

Eine nachhaltige Suppression der Ovarialaktivität, vor allem durch langandauernden Gebrauch hochdosierter Kombinationspräparate, führt auch zu morphologisch faßbaren Veränderungen am Ovar im Sinne einer zunehmenden *Fibrosierung,* die nach Absetzen reversibel ist. Dies ist ein weiterer Grund dafür, daß der Wiedereintritt eines normalen ovulatorischen Zyklus zeitlich verzögert und damit die Fertilität erst im zweiten oder dritten Zyklus wieder hergestellt sein kann.

Die Wirkung der allein ein niedrig dosiertes Gestagen enthaltenden **Mini-Pille** sowie einiger **Depot-Präparate** dürfte weniger auf einer Hemmung der Ovulation, als vielmehr darauf beruhen, daß auch nach stattgehabter Ovulation die Funktion des Gelbkörpers beeinträchtigt wird.

## Tuben, Endometrium und Zervixdrüsen

Strukturelle und funktionelle Veränderungen an Tuben und Uterus reduzieren sowohl in Ovulationshemmern als auch bei Gestagen-Monopräparaten die Wahrscheinlichkeit des Eintritts einer Befruchtung und einer konsekutiven Schwangerschaft erheblich.

So kommt es zu einer Verminderung des unter Estrogen-Einfluß wachsenden Zilienapparates des Tubenepithels (Frederiksson u. Björk 1977), so daß *Aufnahme* und *Transport* der Eizelle nachhaltig gestört sind. Hinzu kommt eine Verminderung der Tubenmotilität durch eine Reduktion der Kontraktionen der tubaren *Muskulatur* unter Gestageneinfluß. Die körpereigenen Estrogene scheinen hier in bestimmten Dosisbereichen hormoneller Kontrazeptiva eine eher fördernde Wirkung auszuüben (Boling u. Blandau 1971). Auch Veränderungen der Zusammensetzung des *Tubenmilieus* werden als fertilitätsmindernde Faktoren diskutiert.

Ein geringeres Ausmaß der lokalen Inaktivierung des Ethinylestradiols im Endometrium gegenüber dem natürlichen Estradiol ist der Grund für dessen besonders ausgeprägte proliferative Wirkung auf die Uterusschleimhaut. Der biphasische Wirkungsverlauf von Estrogenen am Endometrium bringt es mit sich, daß bei Überschreiten der für die Proliferation optimalen Stimulation eine Verringerung des Schleimhautwachstums eintritt, so daß es schließlich zu degenerativen Veränderungen und Vakuolenbildung kommen kann. Ein gleichzeitiger oder früher Einfluß des Gestagens auf das Endometrium vermindert die proliferative Wirkung des Estrogens. Die Störung des endometrialen Zyklus im Sinne einer Proliferationshemmung oder vorzeitigen sekretorischen Umwandlung führt, je nach Zusammensetzung und Dosierungsschema der angewendeten Sexualsteroide, zu einer morphologisch faßbaren Veränderung des Endometriums, welches für eine Nidation schließlich nicht mehr geeignet ist. Entsprechende Wirkungen sind bei langandauernder Anwendung von Kombinationspräparaten besonders ausgeprägt, während die älteren Sequentialpräparate die Entwicklung des Endometriums weniger nachhaltig beeinträchtigen und mitunter zu histologischen Bildern führen, die denjenigen des normalen Zyklus sehr ähnlich sind. Die Einflüsse der Gestagen-Monopräparate stören die Entwicklung des Endometriums in unterschiedlichem Ausmaß, wobei es auch hier nicht zu einer ordnungsgemäßen Ausbildung sekretorisch transformierter Schleimhaut kommt.

Die kontinuierliche Zufuhr von Gestagenen bewirkt eine typische Veränderung des **Zervixschleimes.** Es kommt zum Verlust bzw. zur Herabsetzung der Spinnbarkeit, zur Erhöhung der Viskosität und zur Verringerung der Menge. Auf diese Weise entsteht eine Barriere gegenüber Penetration und Aszension der Spermatozoen. Darüber hinaus entsteht eine vermehrte enzymatische Aktivität, welche möglicherweise durch direkten Angriff auf die Zellmembranen der Spermatozoen einen die Fertilität mindernden Effekt hat. Im wesentlichen beruht die kontrazeptive Wirkung der Gestagen-Präparate auf diesem Prinzip, während sie für die Kombinationspräparate nur von untergeordneter Bedeutung ist. Sequenzpräparate lassen einen nennenswerten empfängnisverhindernden Einfluß auf den Zervixschleim vermissen.

Die **Scheidenhaut** der geschlechtsreifen Frau wird durch Ovulationshemmer nur geringfügig verändert. Es kommt estrogenabhängig zu einer Reifung des Vaginalepithels und, je nach Stärke der antiestrogenen Partialwirkung des verwendeten Gestagens und seiner Dosierung, zu einer Reduktion bzw. Aufhebung des genannten Estrogeneffektes. Hierbei kann auch eine Alkalisierung des normalerweise sauren pH-Wertes des Vaginalsekretes eintreten, welche das Wachstum fakultativ pathogener Keime begünstigen kann.

# Nichtkontrazeptive Wirkungen von Ovulationshemmern

## Blutungsverhalten

### Pseudomenstruation

Da unter Einwirkung von Ovulationshemmern ein normaler endometrialer Zyklus nicht stattfindet, kann auch bei der nach Absetzen der exogenen Sexualhormone auftretenden Blutung nicht von einer Menstruation im engeren Sinne, d. h. von einer Blutung aus einem normal sekretorisch umgewandelten Endometrium gesprochen werden. Vielmehr handelt es sich um eine *Hormonentzugsblutung,* vor allem aufgrund des Wegfalles des Gestagens. Stärke und Dauer der Blutung sind im wesentlichen von individuellen Faktoren, aber auch vom Ausmaß der Wachstumsstimulation der Schleimhaut abhängig. Bei der längerfristigen Einnahme von Ovulationshemmern nimmt die Blutungsstärke im allgemeinen deutlich ab.

> Es gilt die Regel, daß die Blutungsstärke positiv mit der Dosis und dem Einwirkungszeitraum des Estrogens, negativ mit der Anwendungsdauer und der Dosis des Gestagens korreliert.

Sequenzpräparate vermögen demnach die Hormonentzugsblutung weniger stark zu reduzieren, als im Gestagenanteil hochdosierte oder mit hochwirksamen Gestagenen konzipierte Kombinationspräparate.

Insgesamt fallen die Hormonentzugsblutungen bei Anwendung von mittelhoch dosierten Kombinationspräparaten deutlich, d. h. etwa *um 50%, schwächer* aus, als die Menstruationsblutungen des normalen Zyklus.

Insofern tritt ein gewisser Schutz vor chronischem Eisenverlust und Blutungsanämien ein, die besonders unter den schlechten Ernährungsbedingungen der dritten Welt eine nicht unerhebliche Morbiditätsursache darstellen.

### „Silent Menstruation"

Im allgemeinen tritt die Blutung innerhalb von 5 Tagen nach Absetzen des Präparates ein und dauert zwischen 3 und 5 Tagen. *Bleibt* die Entzugsblutung *aus,* so spricht man in der angelsächsischen Terminologie von einer sog. „silent menstruation". Dieser Begriff ist zwar in der Sache nicht korrekt, sei aber zitiert, da er allgemein angewandt wird. Tatsächlich ist das Ausbleiben der Entzugsblutung die Folge einer gestageninduzierten Endometriumatrophie, wie sie auch unter Gestagen-Dauerbehandlung, z.B. bei den Depot-Präparaten, auftritt.

In einer klinischen Studie, in der Gestagene aus der Gruppe der Gonane mit zwei unterschiedlichen Ethinylestradiol-Dosen kombiniert wurden (75 µg Gestoden/30 µg EE und 150 µg Desogestrel/20 µg EE), zeigte sich, daß deutlich weniger Entzugsblutungen unter Anwendung des desogestrelhaltigen Präparates auftraten. Hier überwog der Gestagenanteil im Verhältnis zur Estrogendosis (Teichmann u. Mitarb. 1995).

Bei der hormonbedingten Atrophie des Endometriums handelt es sich um einen völlig reversiblen Zustand, der keinen Hinweis auf eine nach Absetzen des Präparates fortbestehende Fertilitätseinschränkung darstellt.

Das eigentliche Problem besteht im frühzeitigen Ausschluß einer unter Ovulationshemmereinnahme eingetretenen *Schwangerschaft.* Eine solche ist allerdings nur in das Kalkül zu ziehen, wenn tatsächlich gravierende Einnahmefehler, eine Interaktion mit Pharmaka, welche die Wirkung der Sexualsteroide beeinträchtigen können oder schwere gastroenterologische Störungen vorgelegen haben. Aus forensischen Gründen wird es allerdings ratsam sein, in einem solchen Fall durch einen *HCG-Test* eine Schwangerschaft sicher auszuschließen. Eine sonographische Untersuchung des Endometriums dient dem Nachweis einer Atrophie und liefert so ein hinreichend sicheres Indiz dafür, daß eine Schwangerschaft nicht hat eintreten können und auch nicht eingetreten ist.

Patientinnen, die über mehrere Zyklen hinweg keine Entzugsblutung hatten, bieten gute Voraussetzungen für die *kontinuierliche Einnahme* von Ovulationshemmern, wobei in einem solchen Falle die kontrazeptive Sicherheit noch erhöht sein dürfte. Sollte eine Abbruchblutung dagegen erwünscht sein, so empfiehlt sich ein Wechsel innerhalb der Gestagenfamilie auf ein im Gestagenanteil niedriger dosiertes Präparat.

### Blutungsstörungen

Von den regelmäßig auftretenden Hormon-Entzugsblutungen abzugrenzen sind Blutungsstörungen unter der Einnahme von kontrazeptiven Steroiden. Dabei wird im allgemeinen unterschieden zwischen quantitativ geringgradigen **Schmierblutungen** (englisch: spotting), die zumeist keine besonderen sanitären Maßnahmen erfordern und über eine Dauer von 3 Tagen nicht hinausgehen, und sog. **Durchbruchblutungen** (englisch: breakthrough bleeding), deren Stärke den Gebrauch protektiver Maßnahmen erforderlich macht.

Die Häufigkeit von Zwischenblutungen ist, ebenso wie das Fehlen der Hormon-Entzugsblutung, von konstitutionellen Faktoren, aber auch von Art und Dosierung des verwendeten Ovulationshemmers und seiner Anwendungsdauer abhängig.

Die Häufigkeitsangaben in der Literatur sind außerordentlich divergent. Vermutlich liegen die in den meisten klinischen Untersuchungen zitierten Zahlen deutlich zu niedrig. Bei adäquater Erhebungstechnik und vorschriftsmäßiger Einnahme, besonders in den ersten drei Behandlungszyklen, sind wahrscheinlich beträchtliche Raten an Schmier- und Durchbruchblutungen zu registrieren. Es dürfte realistisch sein, daß die Häufigkeit um 30 % in den ersten 3 Anwendungsmonaten und bei längerer Einnahme (6 Anwendungsmonate) unter 10 % beträgt. Jedoch finden sich auch deutlich höhere Angaben in der Literatur sowie in den Ergebnissen eigener Untersuchungen (Drögemüller u. Mitarb. 1989; Edgreen u. Mitarb. 1989; Preston 1972; Teichmann u. Mitarb. 1995).

### Zwischenblutungen

Zwischenblutungen können endometriale oder auch außerhalb des Corpus uteri liegende Ursachen haben. So wird in klinischen Studien im allgemeinen nicht differenziert zwischen Blutungen aus der eigentlichen Gebärmutterschleimhaut und solchen, die aufgrund einer höheren Verletzlichkeit des zervikalen Drüsenfeldes an der Portiooberfläche und im Zervikalkanal entstehen. Letztere sind einer Modifikation der Hormonmedikation weniger zugänglich, als die eigentlichen endometrialen Blutungen. Allerdings besteht auch über deren Genese keine klare Vorstellung.

Es ist unklar, ob eine Korrelation zwischen der Höhe des Serum-spiegels des Ethinylestradiols und des jeweiligen Gestagens und auf-tretenden Zwischenblutungen besteht, oder ob das Verhältnis der Hor-mone zueinander von Bedeutung ist.

Da davon auszugehen ist, daß der Hormonentzug eine Instabilisie-rung des Endometriums und damit eine Blutung bewirkt, dürfte es eher der *Abfall* von Hormonkonzentrationen von einem Tag auf den anderen sein, welcher eine Disposition für Zwischenblutungen darstellt. Klassi-scherweise ist dies bei Auslassen oder *Vergessen* eines oder mehrerer Dragees eines Ovulationshemmers der Fall.

Es ist jedoch auch denkbar, daß individuelle Faktoren der *Pharma-kokinetik* sich verändern und somit zu einem Abfall der mittleren Serumspiegel, vor allem des Gestagens, führen, so daß eine irreguläre Blutung auftritt. In diesem Sinne kann einerseits der Gebrauch von Medikamenten, die mit dem Metabolismus der Sexualsteroide inter-ferieren und andererseits deren Absetzen eine Veränderung der indi-viduellen Pharmakokinetik in Richtung auf einen relativen Hormon-entzug zur Folge haben. Auch gastrointestinale Störungen können die Pharmakokinetik der Hormone beeinflussen. Systematische Untersu-chungen, die hier über den zugrundeliegenden Mechanismus Auskunft geben, liegen nicht vor.

**Therapie**

Dementsprechend sollte bei Diagnostik und Therapie von Blutungs-störungen unter Einnahme kontrazeptiver Steroide der Ausschluß von Blutungen aus einer *Portioektopie* an erster Stelle stehen. Diese können lokal behandelt werden, sei es durch chemische, kryo- oder laserchirur-gische Techniken. In Abhängigkeit vom morphologischen Bild kommen auch klassisch chirurgische Maßnahmen nach Ausschluß einer zervi-kalen Neoplasie in Betracht.

Bei Blutungen aus dem Endometrium wird allgemein empfohlen, die *Dosis,* vor allem des Estrogens, im Ovulationshemmer zu erhöhen (z. B. zusätzlich 10 µg Ethinylestradiol täglich). Obwohl auch hierzu sy-stematische Untersuchungen fehlen, wird man trotz grundsätzlicher Bedenken zunächst an der Empfehlung einer Dosiserhöhung festhalten.

Auch der *Wechsel* des Dosierungsschemas, ebenfalls innerhalb der Gestagenfamilie, kann im Einzelfalle erfolgreich sein, wobei allerdings vor einem planlosen „Ausprobieren" nachhaltig gewarnt werden muß. Jede Umstellung auf einen anderen Ovulationshemmer bedarf einer jeweils über einige Zyklen gehenden *Stabilisierungsphase,* ohne die der Erfolg des Präparatewechsels gar nicht beurteilt werden kann. Kurzfristige Präparatewechsel führen im allgemeinen nicht zu befriedigenden Ergebnissen.

### Abklärung der Blutungsursache

Neben den selbstverständlich stets abzuklärenden Blutungsursachen der Cervix uteri muß bei Vorliegen von Blutungsstörungen, auch unter Hormongaben, stets an alle anderen *uterinen* Ursachen gedacht werden, die auch dann in Frage kommen, wenn es sich um spontane, während eines natürlichen Zyklus auftretende Blutungsirregularitäten handelt. Dabei ist zu bedenken, daß viele Blutungsstörungen aufgrund von klinisch sonst kaum in Erscheinung tretenden Endometritiden entstehen, die im allgemeinen nur durch eine *Strichcurettage* und histologische Untersuchung sicher diagnostiziert werden können. Aber auch andere Blutungsursachen, wie Polypen, fokale Schleimhauthyperplasien und vor allem submukös gelegene Myome, müssen in Betracht gezogen werden.

### Amenorrhö

Über lange Zeit ist das Auftreten einer Amenorrhö nach vor allem längerfristigem Ovulationshemmergebrauch als „*Post*pillamenorrhö" bezeichnet, ätiologisch mit einer „*Propter*pillamenorrhö" verwechselt worden.

Unter der Vorstellung, daß die langjährige Einnahme von Ovulationshemmern ovarielle und endometriale Regelkreise nachhaltig beeinträchtige, ging man sogar so weit, eine regelmäßige *Pillenpause* zu empfehlen. Eine genaue Analyse der Häufigkeit des Auftretens einer Amenorrhö nach Ovulationshemmern zeigt allerdings, daß, abgesehen von einer geringgradig verzögerten Rückkehr des normalen ovariellen Zyklus, die Amenorrhöraten nach Pilleneinnahme denjenigen in der Normalbevölkerung altersadaptiert entsprechen.

Selbstverständlich stellen Ovulationshemmer *keinen* Schutz vor Veränderungen dar, die auch ohne deren Gebrauch das Zyklusgeschehen beeinflussen können. So mag eine interkurrent auftretende Gewichtsveränderung, eine Hyperprolaktinämie oder andere, z.B. psychische Alterationen das Ausbleiben der Regelblutung bewirken. Weder bestehen empirisch begründete Hinweise auf eine ätiologische Rolle der Ovulationshemmer, noch gibt es eine theoretische Vorstellung darüber, auf welche Weise Sexualsteroide auch lange Zeit nach ihrer letzten Einnahme die Zyklusregulation beeinflussen könnten.

Die **Diagnostik** einer Amenorrhö nach Ovulationshemmereinnahme sollte sich daher nach denselben Kriterien richten, wie sie auch sonst in der gynäkologischen Endokrinologie gelten.

Die **Therapie** orientiert sich vor allem an dem Vorhandensein eines Kinderwunsches bzw. an der Relevanz der zugrundeliegenden Störung.

## Brustdrüse

### Mastodynie

Auch die Brustdrüse ist ein vom Einfluß der Sexualsteroide abhängiges Organ. Dabei zeigen sowohl Estrogene als auch Gestagene wachstumsfördernde Wirkungen.

Im Gegensatz zum natürlichen Progesteron führen die in Ovulationshemmern enthaltenen *synthetischen* Gestagene zu einer Wasserretention, die in Synergie mit dem Estrogeneffekt durchaus zur Entstehung von Spannungsgefühlen (Mastodynie oder Mastalgie) beitragen können.

Eine **Erhöhung der Gestagen-Dosis** wirkt zwar der Wassereinlagerung selbst nicht entgegen, vermindert aber über die antiöstrogene Partialwirkung den Estrogen-Effekt, so daß klinisch eine Besserung der Beschwerden resultieren kann.

Auch unabhängig von ihrer antiestrogenen Wirkung scheinen Gestagene nach einer gewissen Anwendungsdauer *antiproliferativ* auf die Brustdrüse zu wirken.

**!** So sind bei der klassischen Mastopathie Gestagene die effektivsten verfügbaren Therapeutika.

### Therapie

Bei Auftreten von Mastodynien und Mastalgien ist zunächst das Umsetzen auf einen estrogenärmeren und gestagenreicheren Ovulationshemmer ratsam. Sollte der Erfolg ausbleiben, ist die Therapie der Wahl die Verabreichung eines reinen Gestagen-Präparates.

## ZNS und seelische Befindlichkeit

### Hormonrezeptoren

Die Beeinflussung des **Stoffwechsels** biogener Amine und Endorphine durch Sexualsteroide ist bekannt. So existieren in verschiedenen Hirnarealen Rezeptoren für Estrogene und Progesteron.

Bildung und Freisetzung von *Neurotransmittern* scheinen durch Estrogene und Gestagene modulierbar zu sein. Tierexperimentell wurde festgestellt, daß Estrogene die neuronale Aktivität fördern, während Progesteron eine hypnotische Wirkung auf das ZNS ausübt.

Ein durch Ovulationshemmer geförderter *Mangel* an *Vitamin $B_6$* (Pyridoxalphosphat) führt zu einer Beeinträchtigung des Tryptophan-Stoffwechsels. Folge ist eine Abnahme der Konzentration von Tryptamin und Serotonin. Ähnliche Verhältnisse werden auch bei Depressionen angetroffen.

Auch die Freisetzung von *endogenen Opioiden* mit ihrer Wirkung auf die synaptische Signalübertragung wird durch Sexualsteroide moduliert. Aus der Summe aller bekannten und möglichen Interferenzen von Sexualsteroiden mit den Funktionen des zentralen Nervensystems jedoch auf ein spezifisches Reaktionsmuster zu schließen, ist nicht durch ausreichendes empirisches Material belegt. Die bisherigen Untersuchungen zu mentalen und psychischen Auswirkungen oraler Kontrazeptiva sind nicht geeignet, hier ein klares Bild zu vermitteln. Selbst die Effekte von Schwankungen *endogener* Sexualsteroide haben nicht zu brauchbaren Einsichten in die Charakterisierung und Therapie von Symptomenkomplexen geführt, wie sie im Begriff des prämenstruellen Syndroms zusammengefaßt sind.

So lassen sich mannigfache Einflüsse der hormonalen Kontrazeptiva auf zentrale Funktionen *vermuten*. Ein für die klinische Beurteilung von Symptombildungen brauchbarer empirischer Fundus hat sich jedoch bisher durch geeignete Untersuchungen nicht ergeben.

**Psychische Wirkungen** bei Gebrauch von hormonalen Kontrazeptiva müssen daher hinsichtlich ihrer Genese als endokrinopharmakologische Wirkung der Steroide oder auch als komplexe Reaktionsbildung auf die Tatsache der angewandten Kontrazeption gedeutet und individuell eingeordnet werden.

## Wirkungen hormonaler Kontrazeptiva auf den Stoffwechsel

### *Flüssigkeitshaushalt und Blutdruck*

An der Regulation des Wasserhaushaltes und des Blutdruckes sind zahlreiche endokrine und neurale Faktoren beteiligt, deren Zusammenwirken sich in außerordentlich komplexer Weise gestaltet. Sowohl Estrogene, als auch Gestagene interferieren mit den endokrinen und funktionellen Mechanismen in Endothelien, Niere, Nebenniere, Leber und ZNS. Die Art und Weise dieser Interferenz ist vielschichtig und läßt sich nicht in einem einfachen physiologischen Modell wiedergeben.

#### Regulationsmechanismen

Eine entscheidende Rolle scheint die Regulation des peripheren Gefäßwiderstandes zu spielen. Dabei üben **Estrogene,** wie z. B. das Ethinylestradiol, eine starke *vasodilatatorische Wirkung* aus, die zum einen über die Interferenz mit Neurotransmittern und vasoaktiven Peptiden rezeptorvermittelt ist, zum anderen auf dem Wege des Kalziumantagonismus an Endothel und Muskelzelle erfolgt. Zudem induzieren sie strukturelle Veränderungen an der arteriellen Gefäßwand, die mit einer erhöhten Elastizität einhergehen.

Die Vermehrung der Synthese von Angiotensinogen in den Leberzellen durch Estrogene führt zu einer Stimulation der Angiotensinbildung und damit zur Freisetzung von Aldosteron aus der Nebennierenrinde, wodurch eine *Natrium-* und *Wasserretention* bewirkt wird.

Gleichzeitig findet eine Stimulation der Noradrenalinfreisetzung und damit eine *Vasokonstriktion* statt, die durch direkte und parakrin vermittelte Effekte der Estrogene auf die Gefäßwand antagonisiert zu werden scheint. Vermindert wird der estrogenbedingte Einfluß auf die Angiotensinfreisetzung durch gegenregulatorische Prozesse, durch die es unter anderem zu einer Reduktion der Proreninsekretion aus der Niere kommt, welche die Umwandlung von Angiotensiogen in Angiotensin begrenzt.

**Gestagene** wirken an der Gefäßwand selbst *antidilatatorisch* und vermindern damit den gefäßerweiternden Effekt der Estrogene.

Auch der Gestageneffekt ist zum Teil rezeptorvermittelt. Teilweise ist er aber auch auf eine, gegenüber den Estrogenen, gegensinnige Beeinflussung der vasoaktiven Peptide und des Kalziuminflux in die Endothel- und Muskelzellen zurückzuführen.

Der Aldosteronantagonismus natürlichen Progesterons fehlt den synthetischen Gestagenen mit Ausnahme des Gestodens, welches zumindest im Tierexperiment bei Anwendung relativ hoher Dosen, ebenfalls aldosteronantagonistisch wirkt.

Das in den Muskelzellen der Atrien des Herzens synthetisierte atriale natriuretische Peptid (**ANP**) reduziert die pressorische Wirkung des Renin-Angiotensin-Aldosteron-Systems und vermindert somit die durch Aldosteron hervorgerufene *Wasserretention.* Es wirkt in der Summe antikonstriktorisch. Die Konzentrationszunahme des ANP, auch unter niedrig dosierten Ovulationshemmern, wirkt einer Blutdruckerhöhung entgegen (Davidson u. Mitarb. 1988).

Eine Steigerung der Natrium- und Wasserretention dagegen wird vom antidiuretischen Hormon (**ADH**) des Hypothalamus bewirkt, dessen Konzentration ebenfalls unter dem Estrogeneinfluß der Ovulationshemmer ansteigt.

⚠ Gestagene sind an diesen Parametern der Regulation von Blutvolumen und Flüssigkeitshaushalt nicht beteiligt.

### Hypertonie

Für die klinischen Belange ist der resultierende Nettoeffekt entscheidend, welcher durch kombinierte Estrogen/Gestagen- bzw. Gestagenmonopräparate zustande kommt. Die Bilanz zwischen Veränderungen des Wasser- und Salzhaushaltes und dem Dilatations- bzw. Konstriktionszustandes der peripheren arteriellen Gefäße sowie des durch Estrogene stimulierten Schlagvolumens des Herzens ist bei *gesunden,* nicht disponierten Frauen im allgemeinen unter Anwendung sowohl kombinierter, als auch reiner Gestagenpräparate gar nicht oder im Sinne einer leichten Anhebung des Blutdruckes verändert.

Besteht dagegen eine *Neigung* zu erhöhten Blutdruckwerten, so kann es unter Ovulationshemmergabe, aber auch in geringerem Umfang unter Gestagenen allein, zu einer Hypertonie kommen, die allerdings nach Absetzen der Hormonmedikation hinsichtlich des hormonell verursachten Anteiles reversibel ist (Kap. Hypertonus).

### *Hämostase*

Der Einfluß von Sexualsteroiden, namentlich von Estrogenen, auf die Blutgerinnung steht im Zentrum des Interesses bezüglich ovulationshemmerassoziierter kardiovaskulärer Risiken. Das komplizierte System setzt sich aus einer Reihe von Faktoren zusammen, die in Tab. **5** zusammengefaßt sind. Die Entstehung eines Thrombus ist demnach nicht als Resultat von Veränderungen einzelner Parameter, sondern als funktionelles Ergebnis einer Beeinflussung des gesamten Systems aufzufassen. Im einzelnen sind folgende grundsätzliche Wirkungen der kontrazeptiven Steroide zu erwarten:

Tab. **5**   Einfluß der hormonalen Kontrazeptiva auf die Faktoren der Hämostase. Erhöhung des Thromboserisikos unter Einnahme oraler Kontrazeptiva

| Faktoren der Hämostase | Wirkung der Estrogene (EE) | Wirkung der Gestagene | resultierende Wirkung |
|---|---|---|---|
| **Plasmatische Gerinnung** | Stimulation | je nach Partial-wirkung (z. B. antiestrogen) modulierend | erhöhtes Gerinnungs-potential |
| **Fibrinolyse** | Stimulation Verbrauch von Faktoren (Gerin-nung und Fibri-nolyse im Gleich-gewicht) | | Konzentrations-änderung der Umsatzmarker erhöhtes Fibrino-lysepotential |
| **Thrombo-zyten** | Thrombozyten-aggregation gesteigert Thrombinbildung erhöht | | Bildung von Thromben |
| **Gefäßwand** | Vasodilatation Venen/Arterien | Verminderung des Estrogen-effekts Arterien (Vasodilatation Venen) | Verlangsamung des venösen Blutflusses |
| **Blut-Rheologie** | Erhöhung des Hämatokrits Erhöhung der Deformierbar-keit der Erythro-zyten | Erniedrigung der Deformier-barkeit der Erythrozyten | Veränderung der Fließeigen-schaft |

### Plasmatische Gerinnung

Im Zentrum der plasmatischen Gerinnung steht die Bildung eines Fibrinnetzes aus Fibrinpolymeren, welches durch Thrombineinwirkung aus Fibrinogen entsteht.

### Gleichgewicht des Gerinnungs- und Fibrinolysesystems

Die Aktivierung des Thrombin (Faktor II a) nimmt ihren Ausgang physiologischerweise im Rahmen einer Gewebsverletzung, bei der gewebsständige Gerinnungsfaktoren über mehrere proteolytische Schritte die Umwandlung von Prothrombin in Thrombin bewirken.

Aber auch ohne Gewebstrauma findet auf dem Wege des intravasalen, intrinsischen Systems eine Aktivierung der plasmatischen Gerinnung statt, die im Gleichgewicht mit der Gerinnselauflösung durch Fibrinolyse steht, so daß es unter normalen Verhältnissen nicht zu einer Gerinnselbildung kommen kann. Dem Thrombin, als zentralem Aktivator der Fibrinnetzbildung, steht das Plasmin als wichtigste Substanz beim Abbau des Gerinnsels gegenüber. Es entsteht unter Einwirkung der aktivierten Faktoren VII und XII sowie des Urokinase-Plasminogen-Aktivators (UPA) und des Gewebeplasminogen-Aktivators (t-PA) aus Plasminogen. Letztere beiden Aktivatoren werden vom Plasminogen-Aktivator-Inhibitor (PAI-1) aus Leber und Endothel gehemmt. Eine direkte Hemmung der Plasminwirkung findet durch Alpha 1-Antitrypsin, Alpha 2-Makroglobulin und Alpha 2-Antiplasmin statt. Als Antagonisten der Gerinnungskaskade wirken das freie Protein S, das aktivierte Protein C und Antithrombin III (ATIII).

Die normalerweise sich im Gleichgewicht befindenden Gerinnungs- und Fibrinolysesysteme lassen sich im Sinne des Grundumsatzes anhand von Markerproteinen abschätzen (Tab. **6**).

Es läßt zwar der Gerinnungs-Fibrinolysegrundumsatz gewisse Schlußfolgerungen auf die Aktivierung des Systems zu, keinesfalls aber sind einzelne Parameterkonzentrationen geeignet, den Grad der Wahrscheinlichkeit des Entstehens einer Thrombose in vivo mit ausreichender Sicherheit vorherzusagen (Tab. **7**).

Ein weiteres Problem ergibt sich daraus, daß nicht immer die Konzentration oder Aktivität der für die Blutgerinnung und Fibrinolyse relevanten Moleküle oder Molekülkomplexe ein Maß für die an der Gefäßwand entstehende Thrombose insofern ist, als die *lokale* Konzen-

| Lösliches Fibrin | |
|---|---|
| Fragment 1 + 2 | |
| Fibrinopeptid A | FPA |
| Fibrinogen-Fibrinkomplexe | HMFK |
| D-Dimere | DD |
| Fibrinabbauprodukte | FbDG |
| Fibrinogenspaltprodukte | FSP |
| Thrombin-AT III-Komplex | TAT |

Tab. **6** Umsatzmarker der Blutgerinnung

| Protein C |
|---|
| Protein S |
| Antithrombin III |
| Plasminogenaktivator Inhibitor PAI-1 |
| Gewebs-Plasminogen-Aktivator t-PA |

Tab. **7** Parameter für die Beurteilung des Thromboserisikos unter oralen Ovulationshemmern

## *Markerproteine des Gerinnungs- und Fibrinolyse-Systems*

Hierzu gehören die Plasma-Konzentrationen der D-Dimere und Fibrinabbauprodukte, welche die Balance der gegensinnig wirkenden Thrombin- und Plasminaktivitäten widerspiegeln. Auch das Fibrinogen selbst wird durch die Einwirkung des Plasmins in Spaltprodukte zerlegt, welche einen hemmenden Einfluß auf die Vernetzung der Fibrinmonomere ausüben. Als weitere Marker gelten die Prothrombinfragmente I und II, das Fibrinopeptid A und die Spiegel des löslichen Fibrins und der Fibrin-Fibrinogenkomplexe. Der hemmende Einfluß von ATIII läßt sich an den Spiegeln der relativ lange persistierenden Thrombin/Antithrombin III-Komplexe (TAT) ablesen.

tration von Gerinnungs- und Fibrinolysefaktoren durchaus von der Serumkonzentration unterschiedlich sein kann, und darüber hinaus die Technik der Blutgewinnung durch Venenpunktion die Konzentration der zu messenden Parameter beeinflussen kann.

So konnten Åstedt u. Mitarb. (1971) zeigen, daß unter der täglichen Einnahme von 30 µg Ethinylestradiol bei postmenopausalen Frauen eine erhöhte fibrinolytische Aktivität im Plasma mit einer deutlichen Erniedrigung dieses Parameters an der Venenwand einherging. Dies bedeutet, daß trotz allem Anschein nach erhöhter Fibrinolyse, dort wo die Thrombose tatsächlich entsteht, eine verringerte fibrinolytische Potenz vorhanden ist.

Der Einfluß von Estrogenen und Gestagenen auf Parameter der Blutgerinnung ist Gegenstand einer fast nicht mehr zu übersehenden Fülle von Untersuchungen. Die Veränderung der wichtigsten Parameter unter estrogenhaltigen Kontrazeptiva gibt Tab. **8** wieder. Im allgemeinen korreliert die tägliche Dosis des *Ethinylestradiols* cum grano salis linear mit dem Ausmaß der Veränderungen.

Dem *Gestagen* kommt allenfalls eine modulierende Wirkung zu, dergestalt, daß besonders die androgen- und stark antiestrogenwirksamen Substanzen den Einfluß der Estrogene vermindern. Dies kann durchaus bedeuten, daß bei gleicher Ethinylestradiol-Dosis die Kombination mit antiestrogenwirksamen Gestagenen mit Blick auf die Thromboseentstehung günstiger ist als diejenige mit in der verwendeten Dosierung wenig oder nicht antiestrogen wirksamen Gestagenen.

Tab. **8**   Beeinflussung von Parametern der Blutgerinnung durch estrogenhaltige Kontrazeptiva

| prokoagulatorische Faktoren | | fibrinolytische Faktoren | | Umsatzparameter | |
|---|---|---|---|---|---|
| Kinine, Kallikreine | $+\uparrow$ | Protein C | $+\uparrow$ | Fragm. 1 + 2 | $+\uparrow$ |
| I Fibrinogen | $+\uparrow$ | $\alpha_1$-Antitrypsin | $+\uparrow$ | F-Monomere | $+\uparrow$ |
| II Prothrombin | $+\uparrow$ | $\alpha_2$-Makroglobulin | $+\uparrow$ | D-Dimere | $+\uparrow$ |
| VII Prokonvertin | $+\uparrow$ | Plasminogen | $+\uparrow$ | Fibrinabbauprod. | $+\uparrow$ |
| VIII Antihämophiles Glob. A | $+\uparrow$ | Plasminogenaktivator | $+\uparrow$ | Fibrinopeptid A | $+\uparrow$ |
| IX Christmas-Faktor | $+\uparrow$ | PAI-1 | $-\downarrow$ | TAT-Komplex | $+\uparrow$ |
| X Steward-Prower-Faktor | $+\uparrow$ | | | | |
| XII Hagemann-Faktor | $+\uparrow$ | | | | |
| Antithrombin III | $-\downarrow$ | | | | |
| Protein S | o/$-\leftrightarrow$/$\downarrow$ | | | | |

Thrombozytenaggregation o/$+\leftrightarrow$/$\uparrow$; $+\uparrow$ Anstieg, $-\downarrow$ Abfall der Serumkonzentration, $\leftrightarrow$ keine Veränderung

Estrogenhaltige hormonale Kontrazeptiva bewirken im allgemeinen sowohl eine Steigerung der prokoagulatorischen als auch der fibrinolytischen Aktivität. Daher ist ein erhöhter Umsatz der an der Gerinnung beteiligten Stoffe zu erwarten, wobei sich Gerinnung und Fibrinolyse im wesentlichen die Waage halten.

Erwartungsgemäß steigen die Konzentrationen der Fragmente I und II des Fibrinopeptids A, der D-Dimere und der Fibrinabbauprodukte deutlich an (Winkler u. Mitarb. 1991).

Veränderungen der Konzentration der Umsatzmarker des Gerinnungssystems finden sich auch unter niedrig dosierten oralen Kontrazeptiva.

Stabile Verhältnisse stellen sich erst nach Wochen ein, so daß nach wie vor die Empfehlung des Absetzens estrogenhaltiger oraler Kontrazeptiva 4–6 Wochen vor mittleren und großen elektiven Eingriffen aufrechterhalten werden muß.

Vor allem aufgrund seines starken Effektes im Rahmen der ersten Leberpassage führt bereits eine Dosis von 10 μg Ethinylestradiol bei postmenopausalen Frauen zu einem Anstieg von Konzentration und Aktivität der Faktoren VII und VIII, so daß auch den heute gebräuchlichen niedrig dosierten Präparaten mit 20 μg Ethinylestradiol eine Wirkung auf die Blutgerinnung nicht gänzlich abgesprochen werden darf (Lindberg u. Mitarb. 1989).

### Thrombozyten

Sowohl aufgrund ihrer biochemischen Interaktion mit Gerinnung und Fibrinolyse sowie als korpuskulären Bestandteilen des Gerinnsels, kommt den Thrombozyten bei der Entstehung von Thromben eine zentrale Bedeutung zu.

Estrogenhaltige orale Kontrazeptiva scheinen die Thrombozytenaggregation und Thrombinbildung zu fördern. Darüber hinaus gibt es eine Reihe anderer biochemischer Veränderungen, deren Bedeutung für die Thrombozytenfunktion noch unklar ist.

### Aktivierung der Thrombozyten

Ihre Aktivierung beginnt mit der Läsion des Endothels, die zu einer Veränderung der Oberfläche der Thrombozyten im Sinne einer vermehrten Adhäsivität und der Freisetzung von gerinnungsaktiven Substanzen führt. Hierdurch interagieren die Thrombozyten biochemisch mit der Thrombinbildung, wobei es zu einer positiven Verstärkung des Ablaufes der Gerinnungskaskade kommt. Neben der Freisetzung von Plättchenfaktor IV, Beta-Thromboglobulin und anderen Proteinen geben die Thrombozyten im Zuge ihrer Aktivierung Adenosindiphosphat, Serotonin und Thromboxan $A_2$ ab. Diese stimulieren eine Konstriktion der Gefäßwand. Ebenso wie bei der Blutgerinnung regulatorische und gegenregulatorische Prozesse stets gleichzeitig vorhanden sind, wird durch die Thrombozyten Stickoxid produziert und abgegeben, welches ein starker Vasodilatator ist und der Aggregation der Blutplättchen entgegen wirkt.

### Gefäßwand

Die direkten und indirekten Einflüsse auf den Kontraktionszustand der Arterien und Arteriolen wurden im Kapitel über die Blutdruckregulation bereits ausführlich abgehandelt (S. 43 ff.).

!  Der Einfluß von estrogenhaltigen Kontrazeptiva auf die Venenwand spielt nicht nur für das Entstehen einer Thrombose, sondern auch für das Auftreten typischer venöser Beschwerden eine Rolle.

Es konnte gezeigt werden, daß nicht nur der Funktionszustand der *Venenwand,* sondern auch ihr Aufbau und ihre Struktur durch Estrogene verändert werden. So ist bekannt, daß proliferative Veränderungen, verbunden mit einer Zunahme des Kollagens und saurer Mukopolysaccharide, vor allem abhängig von dem Ausmaß der Estrogenstimulation auftreten.

Die für Estrogene bekannte *Vasodilatation,* auch im venösen Bereich, wird anders als bei Arterien durch Gestagene nicht antagonisiert. Vielmehr wirken Progesteron, aber auch synthetische Gestagene synergistisch mit den Estrogenen und verstärken die Vasodilatation (Barwin u. McCalden 1972, Schott 1985).

Mit diesen Veränderungen geht eine Verlangsamung des venösen *Blutflusses* einher, die als disponierender Faktor für das Auftreten einer Thrombose angesehen werden muß.

**Rheologie des Blutes**

Nicht nur im Sinne der Virchow-Trias, sondern auch durch Verdünnung der an der Gerinnung beteiligten Faktoren kommt der Fließgeschwindigkeit des Blutes eine eminente Bedeutung bei der Entstehung thrombotischer Prozesse zu. Faktoren der Hämorheologie sind einerseits das intravasale Volumen, aber auch der Anteil und die Eigenschaften seiner hochmolekularen und korpuskulären Bestandteile. Beeinflußt werden nicht nur die Mikrozirkulation, sondern auch der Blutfluß in Venen und vor allem in Arterien.

Blutviskosität und Hämatokrit werden von **Ethinylestradiol** angehoben, die Deformierbarkeit der Erythrozyten, welche einer Verschlechterung der *Fließeigenschaften* des Blutes entgegenwirkt, nimmt allerdings ebenfalls zu.

**Gestagene** scheinen die Fließeigenschaften des Blutes auch hinsichtlich der Erythrozytendeformierbarkeit geringgradig zu verschlechtern, wie dies für Norethisteron gezeigt werden konnte (Ernst u. Mitarb. 1989).

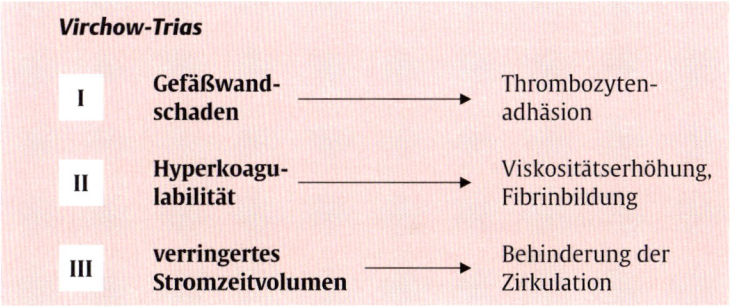

*Virchow-Trias*

| | | |
|---|---|---|
| **I** | **Gefäßwand-schaden** → | Thrombozyten-adhäsion |
| **II** | **Hyperkoagu-labilität** → | Viskositätserhöhung, Fibrinbildung |
| **III** | **verringertes Stromzeitvolumen** → | Behinderung der Zirkulation |

*Kohlenhydratstoffwechsel*

Auch unter niedrig dosierten hormonellen Kontrazeptiva findet sich bei normalen Nüchternglukose- und Insulinspiegeln eine leicht erhöhte Insulin-Konzentration im oralen Glukosetoleranztest. Dabei werden bei gesunden Individuen normale Glukosespiegel erhalten, die Wirkung des Insulins in der Peripherie jedoch scheint vermindert zu sein. Diese sog. **periphere Insulinresistenz** hat zur Aufrechterhaltung der Glukosehomöostase eine Erhöhung der Insulinproduktion und Ausschüttung zur Folge.

### Gestagenkomponente

Den *entscheidenden* Anteil an der Verschlechterung der Glukose-toleranz hat die Gestagenkomponente in oralen Kontrazeptiva. Der auch für Glukokortikoide bekannte Effekt scheint sich jedoch nur teilweise durch die entsprechende Partialwirkung der Gestagene erklären zu lassen.

Eine **Verstärkung** der pankreatischen **Insulinsekretion** läßt sich auch bei unveränderten Insulinspiegeln anhand der erhöhten Konzentration des C-Peptids nachweisen, welches in äquimolaren Mengen mit dem Insulin entsteht und nicht in gleicher Weise ausgeschieden wird. Dies deutet darauf hin, daß sowohl Insulinproduktion, als auch *Insulinclearance* erhöht sind. Eine konstante Insulinkonzentration ist somit kein Beweis für die diesbezügliche Unwirksamkeit oraler Kontrazeptiva (Jandrain u. Mitarb. 1990; Godsland u. Mitarb. 1990; Scheen u. Mitarb. 1993).

### Hormonale Veränderungen

Zur insulinantagonistischen Wirkung tragen möglicherweise auch Veränderungen der *Glukagonspiegel* (Mandur u. Mitarb. 1977) bei, die je nach Überwiegen der Estrogen- oder Gestagenkomponente erhöht oder erniedrigt sein können.

Veränderungen der Spiegel des Wachstumshormons *(STH)* deuten auf einen Einfluß auch des Estrogenanteiles hin, der dosisabhängig zu erhöhten Spiegeln führen kann (Liukko u. Mitarb. 1987). Gestagene haben hier keinen Einfluß (Spellacy u. Mitarb. 1972).

Trotz zahlreicher Befunde hinsichtlich der Veränderung der Insulinproduktion, der Zu- und Abnahme seiner Clearance, der Einflüsse auf Glukagon und Wachstumshormonspiegel, der Rezeptorinterferenz und Verminderung des enzymatischen Prozesses der Glukoseaufnahme in Muskel- und Fettzellen (Vijayalakshmi u. Mitarb. 1988) sind der *genaue* Mechanismus und die Bedeutung der einzelnen Faktoren bei der Verminderung der Glukosetoleranz durch orale Kontrazeptiva im einzelnen *nicht* geklärt.

Den wesentlichen ätiologischen Anteil scheinen dosisabhängig die **Gestagene** an diesem Prozeß zu haben, Veränderungen finden sich sowohl bei reinen Gestagen-, als auch bei Kombinationspräparaten. Die diesbezüglichen Wirkungen sind mitunter erst nach längeren Behandlungszeiträumen zu objektivieren und nach Absetzen der Präparate vollständig *reversibel.* Bei Frauen mit Diabetes mellitus interferieren nicht nur die direkten Wechselwirkungen der Hormone mit dem Kohlenhydratstoffwechsel, sondern auch indirekt deren Effekte im Fettstoffwechsel (Kap. Diabetes).

### *Fettstoffwechsel*

Die Erkenntnisse sexualhormoninduzierter Veränderungen des Lipid- und Lipoproteinmetabolismus haben sowohl auf dem Gebiet der Kontrazeption als auch auf dem der Hormonsubstitution seit Beginn der 80er Jahre umfangreiche Forschungsaktivitäten experimenteller, klinischer und epidemiologischer Art ausgelöst.

Die Tatsache, daß die Rate **arterieller Erkrankungen** mit der *Gestagen*dosis positiv korrelierte und diese wiederum ihren Ausdruck in abfallenden Spiegeln der Lipoproteine hoher Dichte (HDL) hatte, führte zu dem Schluß, daß orale Kontrazeptiva, welche die Spiegel der Lipoproteine hoher Dichte verminderten, als nachteilig und solche, die das Gegenteil bewirkten, als vorteilhaft eingestuft wurden (Kay 1982).

Zugrunde lag die Analogisierung der Ergebnisse, vor allem der **Framingham-Studie,** die gezeigt hatte, daß das Risiko, einen arteriosklerotischen Herzinfarkt zu erleiden, bei in der Mehrzahl über 50jähriger Frauen, ungeachtet einer Hormonsubstitution, negativ mit den Serum-HDL-Spiegeln korrelierte. Anders ausgedrückt, die Spiegel des HDL-Cholesterins erwiesen sich in mehreren Kohortenstudien als hervorragende Prädiktoren der koronaren Herzkrankheit.

Hieraus wurde die **Hypothese** abgeleitet, daß Sexualsteroide, die zur Erniedrigung der HDL-Spiegel führen, wie dies bei vielen Ovulationshemmern der Fall ist, das Risiko des Auftretens einer koronaren Herzkrankheit erhöhten, während solche Hormonpräparate, die eine Erhöhung der HDL-Spiegel induzieren, eine gewünschte protektive Wirkung ausüben.

Es hat viele Jahre gedauert, bis der dieser Hypothese zugrundeliegende **Irrtum** aufgeklärt und die Hormonwirkungen auf den Fettstoffwechsel differenzierter beschrieben und in ihrer Bedeutung zutreffender eingeordnet werden konnten.

Es besteht kein Zweifel daran, daß verschiedene periphere Parameter des Fettstoffwechsels von Estrogenen und Gestagenen verändert werden (Tab. **9**).

Tab. 9   Veränderung peripherer Parameter des Fettstoffwechsels durch Estrogene und Gestagene

| Wirkungen der Sexualsteroide auf den Lipidstoffwechsel | | | |
|---|---|---|---|
| metabolische Wirkungen | | Serumkonzentrationen | |
| *Östrogene* | | | |
| Synthese von VLDL | + | VLDL-Konz. | + |
| Bildung von LDL-Rezeptoren | + | LDL-Konz. | – |
| Aktivität der H-TGL | – | HDL-2-Konz. | + |
| Hepat. Synthese von HDL | + | HDL-3-Konz. | + |
| *Gestagene* | | | |
| Sekretion von VLDL | – | VLDL-Konz. | – |
| Sekretion von LDL | ? | (LDL-Konz.) | + |
| Aktivität der H-TGL | + | HDL-2-Konz. | – |

nach Teichmann 1989

Zentrales Organ des Fettstoffwechsels ist die *Leber*. Vor allem bei oraler Aufnahme kommt es zu einer hohen Durchflutung der Lebersinusoide mit Sexualsteroiden, wie sie bei parenteraler Zufuhr nicht auftritt. Daher sind die Einflüsse der Steroide in **oralen** Kontrazeptiva besonders ausgeprägt.

### Einfluß der Steroide und Apolipoproteine

**Estrogene** stimulieren vor allem die Synthese der Apolipoproteine, welche aufgrund ihrer Fähigkeit zur Rezeptorbindung und enzymatischer Interaktion zentrale Bedeutung in der Regulation des Fettmetabolismus haben.

Zudem steigern Estrogene die Bildung von Rezeptoren, vor allem für das Apoprotein B und E, wodurch es zu einer schnelleren Elimination von LDL bzw. IDL und den sog. Remnants kommt. Estrogene haben einen starken positiven Effekt auf die Triglycerid- und VLDL-Spiegel. Sie hemmen die Aktivität der hepatischen Triglyceridhydrolase und bewirken so eine Steigerung der Konzentrationen zirkulierender HDL, besonders der Subfraktion 2.

**Gestagene** beeinflussen die Zahl der hepatischen Apoprotein-Rezeptoren nicht. Sie wirken einer Erhöhung der Triglycerid- und VLDL-Spiegel entgegen und erniedrigen die HDL-Spiegel vornehmlich aufgrund einer Aktivitätssteigerung der hepatischen Triglycerid-Hydrolase.

Diese Effekte sind um so stärker ausgeprägt, je größer dosisabhängig die *androgene* Restwirkung des Gestagens ist. In einzelnen Untersuchungen ist auch eine Erhöhung der LDL-Konzentrationen durch Gestagene beschrieben worden, deren Ursache allerdings unbekannt ist (Teichmann u. Mitarb. 1989).

Von besonderer Bedeutung ist der Umstand, daß die meisten der oben beschriebenen Auswirkungen von Estrogenen und Gestagenen auf die peripheren Lipoprotein-Spiegel mit zunehmender *Anwendungsdauer* geringer werden. Die zumeist in den ersten 3 – 6 Monaten relativ ausgeprägten Konzentrationsveränderungen, vor allem der HDL-Spiegel, gleichen sich bei längerfristiger Anwendung wieder prätherapeutischen Werten an. Auch die Lipid-Zusammensetzung der Lipoproteine zeigt diese Entwicklung.

Von besonderer Bedeutung für die Überschätzung der klinischen Folgen der sexualhormoninduzierten Veränderungen des Fettstoffwechsels waren die auffälligen Erniedrigungen der HDL-Cholesterin-Konzentrationen, unter Einnahme von Ovulationshemmern, deren Gestagenanteil zum einen dominierte und die zum anderen diejenigen Gestagene enthielten, die eine relativ ausgeprägte androgene Restwirkung zeigten. Dabei wurde übersehen, daß unbeschadet der Rolle der HDL unter nicht durch exogene Sexualsteroide veränderten Bedingungen, die hepatischen Wirkungen von Estrogenen und Gestagenen nicht im Einklang mit der Vorstellung standen, daß vor allem androgenwirksame Gestagene die für die Pathogenese einer Arteriosklerose bedeutsamen Substanzen seien.

Betrachtet man das Schlüsselenzym des HDL-Stoffwechsels, so kann vereinfachend angenommen werden, daß sog. naszierende HDL, die der HDL-Subfraktion 3 zugehören, durch Aufnahme von Lipiden, vor allem Cholesterin und Triglyceriden, zu $HDL_2$ werden. Diese geben nach Aufnahme in die Leber, vermittelt durch das bereits genannte Enzym (hepatische Triglyceridhydrolase) ihre Lipidanteile ab und kehren wieder als $HDL_3$ in die Zirkulation zurück.

Dieser Prozeß wird durch **Estrogene** enzymatisch verlangsamt, so daß es zur Akkumulation von $HDL_2$ im zirkulierenden Blut kommt. Die Steigerung der Enzymaktivität durch Androgene und Gestagene mit androgener Partialwirkung bewirkt eine schnellere Elimination der $HDL_2$ und damit eine Verbesserung des Cholesterinrücktransportes in die Leber.

### Arteriosklerose

Die entscheidende, durch den Fettstoffwechsel ätiologisch dominierte, Krankheit ist die Arteriosklerose (vor allem die Atheromatose der Koronararterien, durch welche Durchblutungsstörungen des Herzmuskels und schließlich der Herzinfarkt gebahnt werden). Wenn bestimmte, von einem Teil der hormonalen Kontrazeptiva hervorgerufene Veränderungen des Fettstoffwechsels, vor allem Erniedrigungen der HDL-Konzentrationen, eine Arteriosklerose fördern könnten, dann müßte neben der physiologischen Plausibilität auch ein epidemiologischer Hinweis dafür bestehen, daß der veränderte Fettstoffwechsel tatsächlich mit einer Schädigung der arteriellen Gefäßwand einhergeht.

Sowohl epidemiologische Daten, die belegen, daß auch nach langjähriger Einnahme oraler Kontrazeptiva die kardiovaskuläre Letalität mit Absetzen der Hormonmedikation wieder auf das Niveau der ovulationshemmerfreien Kontrollgruppe zurückgeht, als auch angiographische Untersuchungen zeigen, daß eine Arteriosklerose als Korrelat des veränderten Fettstoffwechsels unter oralen Kontrazeptiva nicht häufiger, sondern sogar seltener ist als in einer vergleichbaren Gruppe (Croft u. Hannaford 1989; Colditz 1994; Engel u. Mitarb. 1985) (Tab. **10**).

Tab. **10**  Anzahl von Herzinfarkten mit bzw. ohne Koronarsklerose bei Frauen im Alter von unter 50 Jahren mit bzw. ohne Einnahme hormonaler Kontrazeptiva

| | Einnahme von Kontrazeptiva | |
|---|---|---|
| | + | − |
| Koronarsklerose − | 47 | 18 |
| Koronarsklerose + | 31 | 77 |
| Verhältnis | 1,52 | 0,23 |

nach H. J. Engel u. Mitarb. 1985

Experimente an ovarektomierten Primaten (Adams u. Mitarb. 1990) konnten überzeugend darlegen, daß trotz erniedrigter HDL-Spiegel infolge der Einnahme eines Ovulationshemmers, das Ausmaß der atheromatösen Gefäßwandveränderungen unter belastender Diät deutlich geringer war, als dies in der unbehandelten Kontrollgruppe trotz höherer HDL-Cholesterin-Konzentrationen verifiziert werden konnte. Weibliche Primaten, deren Fettstoffwechselprofil hinsichtlich der peripheren Parameter dem menschlichen hochgradig ähnelt, haben mithin auch den tierexperimentellen Beweis dafür geliefert, daß hormoninduzierte Veränderungen von Fettstoffwechselparametern nicht den gleichen diagnostischen Wert als Risikoindikatoren haben, wie dieselben laborchemischen Größen als alleinige Resultanten von Konstitution und Lebensbedingungen.

### Estrogenwirkung „contra" Arteriosklerose

Obwohl damit die klassischen Zusammenhänge zwischen Fettstoffwechsel und Sexualhormoneinnahme eine gewissenhafte Prüfung ihrer klinischen Relevanz nicht bestanden haben, hat der Fettstoffwechsel auf andere Weise eine Renaissance erlebt.

Die Erkenntnis, daß normalkonfigurierte **LDL** auch bei hohen Serumspiegeln per se noch keine Arteriosklerose induzieren, sondern es ihrer strukturellen Modifikation bedarf, hat die Rolle der Estrogene im Fettstoffwechsel in einem neuen Licht erscheinen lassen.

### *Entstehung der LDL-Substrate*

Bei gestörter Elimination von LDL-Partikeln verweilen diese länger in der Zirkulation. Sie werden damit zum Objekt des Angriffes enzymatischer Reaktionen und können so verändert werden, daß sie der Oxidation durch freie Radikale unterliegen. Chemisch veränderte und vor allem oxidierte LDL werden bevorzugt über Makrophagen und auch direkt in Epithel- und Muskelzellen der Gefäße aufgenommen und bilden so das eigentliche Lipid-Substrat der arteriosklerotischen Gefäßwandläsion.

**Estrogene** sind aufgrund ihrer phenolischen Struktur potente Antioxidantien. Wie jüngst publizierte Untersuchungen eindrucksvoll zeigen, vermögen Estrogene den Anteil und die Verweildauer oxidierter und damit hochatherogener LDL in der Blutbahn deutlich zu vermindern (Sack u. Mitarb. 1994). Damit wirken sie dem entscheidenden Mechanismus der Atherogenese entgegen. Heute ist man der Auffassung, daß die Wirkung von Estrogenen als Antioxidantien im Fettstoffwechsel der entscheidende Faktor bei der **Verhinderung** der Arteriosklerose ist. Sie kompensieren möglicherweise auch potentiell nachteilige Veränderungen der Serumspiegel zirkulierender Lipoproteine.

Zusammen mit der direkten und indirekten *vasodilatatorischen* Potenz sind Estrogene damit nicht nur in oralen Kontrazeptiva, sondern auch in der Hormonsubstitution als günstig wirkende Substanzen anzusehen, deren protektive Potenz durch die im Hinblick auf den Fettstoffwechsel an der Arterienwand wahrscheinlich inerten Gestagene, nicht aufgehoben wird.

Eine **Bewertung** oraler Kontrazeptiva nach Maßgabe der Beeinflussung von HDL-Konzentrationen erscheint nach dem derzeitigen Kenntnisstand wissenschaftlich nicht mehr haltbar. Die Höhe von HDL-Spiegeln mögen zwar weiterhin als Indiz für die estrogene Wirksamkeit oder das Überwiegen androgener bzw. gestagener Partialwirkungen Verwendung finden, direkte Implikationen hinsichtlich der Gesundheitsschädlichkeit oder hypothetisch positiver Gesundheitseffekte lassen sich jedoch hieraus nicht ableiten.

Die Bewertung von ebenfalls durch Estrogene gesteigerten Triglyzeridspiegeln ist zur Zeit nur mit Einschränkung möglich. Potentiell nachteilige Folgen exzessiver Hypertriglyzeridämien sollten bei entsprechender Disposition die Verwendung niedriger Estrogendosen und stärker antiestrogen/androgen-wirksamer Gestagene zur Folge haben.

# Methoden der Nutzen/Risikoanalyse

Hormonale Kontrazeptiva sind Medikamente, die zur Prävention (Vermeidung einer Schwangerschaft) eingesetzt werden. Angesichts ihrer weiten Verbreitung und der Anwendung bei einer Mehrzahl gesunder Frauen ist sehr bald den *nicht* kontrazeptiven Wirkungen der hormonalen Kontrazeptiva zunehmende Beachtung geschenkt worden.

Die allgemeine Erfahrung ließ selbst unter den zunächst gebräuchlichen, im Estrogenanteil hochdosierten Präparaten, augenfällige und schwerwiegende *Nebenwirkungen* als eher selten erscheinen. Berichte über das Auftreten thromboembolischer Komplikationen führten in den späten 60er und frühen 70er Jahren zur Initiierung prospektiver **Kohortenstudien.**

Dieses Untersuchungskonzept, welches das Auftreten von Erkrankungen in der behandelten und unbehandelten Gruppe vergleicht, ist gerade hinsichtlich von Erkrankungen mit niedriger Prävalenz geeignet, bei hinreichend großer Teilnehmerzahl Häufigkeitsbeziehungen aufzudecken. Es muß beachtet werden, daß diese nicht etwa mit Kausalzusammenhängen verwechselt werden dürfen. Die Tatsache, daß eine Erkrankung in der Gruppe der Anwenderinnen häufiger auftritt als in der Kontrollruppe, scheint zwar dafür zu sprechen, daß die Anwendung eines Arzneimittels für diesen Effekt verantwortlich ist, tatsächlich aber kann es sich durchaus um einen Zufall oder um das Resultat methodischer Unzulänglichkeiten handeln, deren Auftreten in der Praxis kaum zu vermeiden ist.

Die Forderung, daß sich Anwender- und Kontrollkollektiv einzig und allein durch die Tatsache der Anwendung unterscheiden und darüber hinaus die diagnostische Sorgfalt, mit der ein Krankheitssymptom erkannt wird, in beiden Gruppen stets gleich zu sein hat, ist kaum je in einem praktischen Untersuchungsansatz zu verwirklichen. Nimmt man die sehr strengen methodologischen Postulate der theoretischen Epidemiologie zum Maßstab für die Aussagefähigkeit der vorliegenden

Studien, so wird *keine* der bisher durchgeführten Untersuchungen den zu stellenden Anforderungen gerecht.

Dennoch wäre es voreilig, hieraus den Schluß zu ziehen, daß relevante Aussagen eben nur unter gesicherten konstanten Bedingungen einer prospektiv, randomisiert und doppelblind durchgeführten Kohortenstudie gemacht werden könnten. Vielmehr sollten besonders solche **Untersuchungsergebnisse** ernsthaft zur Kenntnis genommen werden, die von verschiedenen Untersuchern unter unterschiedlichen Bedingungen generiert wurden und deren Entstehung auch mit dem herrschenden pathophysiologischen Verständnis in Einklang zu bringen ist.

**Erkenntnisse,** wie z. B. diejenige, daß Ovulationshemmereinnahme und Rauchen mit Blick auf die kardiovaskuläre Morbidität und Mortalität nicht nur additive, sondern sogar potenzierende Wirkung haben, zu ignorieren, bedeutete angesichts der diesbezüglichen Übereinstimmung verschiedener Studien mit unterschiedlichen methodischen Ansätzen und einer plausiblen Pathophysiologie, die in der Medizin gebotene Sorgfalt und Vorsicht sträflich zu vernachlässigen.

---

Limitiert werden allerdings aus den bekannten Studien des Royal College of General Practitioners, der Oxford Family-Planning-Association, der Kaiser-Permanente-Gruppe und dem Boston Colloborative Drug Surveillance Program gewonnene Daten dadurch, daß das Spektrum an hormonalen Kontrazeptiva im Zeitraum der Durchführung dieser Untersuchungen ein anderes gewesen ist, als dasjenige, über welches wir heute vorzugsweise verfügen.

---

Gerade die Ergebnisse der genannten Untersuchungen haben wesentlichen Anteil an der im letzten Jahrzehnt drastisch gesenkten Ethinylestradiol-Dosis in *neu* konzipierten Ovulationshemmern, über die praktisch keine Daten mehr aus Kohortenstudien verfügbar sind. So ist es zwar möglich, qualitative **Nutzen- und Risikoabwägungen** aus der bisher vorhandenen Erkenntnis auf die niedrig dosierten Präparate zu extrapolieren, ihre quantitativen Auswirkungen jedoch bleiben unbekannt. Die Neuauflage großer prospektiver Studien ist bisher an dem erheblichen Aufwand und der Selektionsproblematik von Patientinnen und Probanden gescheitert.

Bemerkenswert ist auch, daß eine Kohortenstudie für **Deutschland** nicht vorliegt, so daß durchaus relevante populationsbezogene Unterschiede genetischer und habitueller Art bei der Übertragung von Ergebnissen aus angelsächsischen Ländern auf die deutsche Bevölkerung eine weitere Unschärfe mit sich bringen.

**Fallkontrollstudien,** die retrospektiv konzipiert sind, bieten eine weitere Möglichkeit, nicht kontrazeptive Wirkungen hormoneller Kontrazeptiva zu eruieren. Dabei wird gegenüber den Kohortenstudien umgekehrt vorgegangen und geprüft, ob Frauen, die ein bestimmtes Merkmal, beispielsweise eine Erkrankung, aufweisen, sich durch die Art oder die Dauer der Anwendung hormonaler Kontrazeptiva von solchen Frauen, möglichst gleicher biologischer und habitueller Charakteristika unterscheiden, die eben dieses Krankheitsmerkmal nicht besitzen.

Naturgemäß ist die Aussagefähigkeit dieses retrospektiven Untersuchungskonzeptes deutlich geringer als das der prospektiven Untersuchungen, welche geeignet sind, auch bisher unbekannte Zusammenhänge aufzudecken.

Fallkontrollstudien dienen so allenfalls der orientierenden *Prüfung* einer Hypothese, daß ein definiertes Krankheitsmerkmal mit einer unter Verdacht stehenden Medikation in Zusammenhang stehen könnte.

Gröbere Untersuchungskonzepte, die das Auftreten von Todesfällen an bestimmten Krankheitsgruppen mit der Verbreitung von Medikamenten, hier hormonalen Kontrazeptiva, korrelieren, sind eher ungeeignet, tatsächliche Zusammenhänge aufzudecken, da eine Vielzahl übergeordneter Entwicklungen nicht hinreichend Beachtung finden können. Trotz der mitunter sehr plausibel erscheinenden Ergebnisse solcher Trendanalysen, sollten diese in der wissenschaftlichen Diskussion keine Berücksichtigung mehr finden.

Eine **Neubewertung** des Nutzens und der Risiken hormonaler Kontrazeption ist dringend erforderlich. Nicht nur die reduzierten Ethinylestradiol- und Gestagendosen, sondern auch die neu eingeführten und in Kohortenstudien noch nicht berücksichtigten Gestagene (Desogestrel, Norgestimat, Gestoden, Dienogest), lassen eine Aktualisierung dringend erforderlich erscheinen, ebenso ein möglicherweise viel bedeutenderer Umstand, die Tatsache nämlich, daß die Erkenntnisse, die mit älteren Präparaten gewonnen worden sind, in die Richtlinien für die Verordnung hormonaler Kontrazeptiva eingegangen sind. Dies dürfte sich ebenso in einer Reduktion des tatsächlichen Risikos niederschlagen, wie auch in einem deutlich angewachsenen „Nebenwirkungsbewußtsein".

Das mittlerweile auch durch die Öffentlichkeitsarbeit der Herstellerfirmen geweckte kritische Bewußtsein, die Kenntnis potentieller Risikofaktoren und die Anwendung genauerer Methoden, solche Faktoren zu definieren und zu entdecken, dürften das aktuelle, vor allem mit dem

Gebrauch von Ovulationshemmern assoziierte Risiko deutlich gegenüber früheren Jahren vermindert haben.

Vergleiche der ovulationshemmerassoziierten *Mortalität* mit derjenigen von Alltagsrisiken sind im allgemeinen nicht von Wert. Sowohl die zumeist herangezogenen Parameter (z. B. die Unfallsterblichkeit) sind regional außerordentlich unterschiedlich und betreffen in aller Regel nicht speziell diejenige Gruppe von Frauen, zu denen die Einnehmerinnen oraler Kontrazeptiva gehören.

Der am häufigsten angestellte Vergleich der kontrazeptionsassoziierten Mortalität mit derjenigen im Zusammenhang von Schwangerschaft und Geburt, ist ebensowenig hilfreich, selbst wenn die für Kontrazeptiva geltenden Zahlen aus der Gegenwart stammten. Meist werden Zahlen aus der zweiten Hälfte der 70er Jahre zitiert (Population Report Series 1975; Tietze u. Lewit 1978). Die für Schwangerschaft und Geburt angenommenen Mortalitätsraten sind nicht nur eine Funktion der Entwicklung geburtsmedizinischen Fortschritts, sondern auch eine Funktion der regionalen *Qualität* medizinischer Versorgung.

In dieser Weise spezifizierte und korrigierte Zahlen aus einer definierten Region, die mit unseren deutschen Verhältnissen vergleichbar sein könnte, liegen nicht vor. Andere Vergleiche sind historisch interessant, für die aktuelle Entscheidung, die heute zu fällen ist, jedoch kein Kriterium. Deutungen, wie sie aus früheren Publikationen hergeleitet werden könnten, daß der Gebrauch von Ovulationshemmern vor Erreichen eines bestimmten Alters, lebensverlängernd, danach aber lebensverkürzend wirken könnte, sind höchst fragwürdig.

Für die konkrete Abwägung bleibt als einzig sichere und wesentliche Information aus Mortalitätsberechnungen der Umstand erwähnenswert, daß die Kombination zwischen Ovulationshemmereinnahme und *Zigarettenrauchen* das Sterblichkeitsrisiko der Patientin in die Höhe schnellen läßt, während die hormonale Kontrazeption alleine allenfalls mit einer geringgradigen Erhöhung der Sterblichkeit verbunden und grundsätzlich gegen das jeweilig geltende reproduktive Mortalitätsrisiko abzuwägen ist.

# Auswirkungen hormonaler Kontrazeptiva auf die Gesundheit der Frau

Bei der Betrachtung von *Risiken* hormonaler Kontrazeptiva vermißt man häufig eine angemessene Trennung der durchaus verschiedenen, den verschreibenden Arzt und die Patientin interessierenden Fragen.

Zum einen geht es darum, festzustellen, inwieweit die unterschiedlichen Formen hormonaler Kontrazeption das Auftreten von *Erkrankungen* verursachen oder begünstigen können. Zum anderen aber ist von Interesse, wie sich hormonale Kontrazeptiva auf den Verlauf bereits bestehender Erkrankungen auswirken. Gehört beispielsweise zu den Risiken der hormonalen Kontrazeption das Auftreten eines Hypertonus oder eines Diabetes mellitus, so bedeutet dies nicht gleichzeitig, daß bei vorhandenem Bluthochdruck oder pathologischer Glukosetoleranz hormonale Kontrazeptiva in jedem Falle kontraindiziert seien.

Eine weitere Frage, welche die hormonale Kontrazeption und die Gesundheit der Frau betrifft, ist die nach wünschenswerten Auswirkungen, welche, wie z. B. beim Syndrom polyzystischer Ovarien oder der chronischen Blutungsanämie, auch *therapeutische* Indikationen zugrundeliegen können.

Während Erkenntnisse über erhöhte und erniedrigte Inzidenzraten von Erkrankungen unter hormonalen Kontrazeptiva vorwiegend aus den zahlreichen epidemiologischen Studien resultieren, ist die Frage der Anwendung hormonaler Kontrazeptiva bei bestehenden **Erkrankungen** zumeist Gegenstand klinischer Untersuchungen oder Einzelfallbeobachtungen. Da im folgenden system- und organbezogen vorgegangen werden soll, werden jeweils alle drei oben formulierten Aspekte unter einer gemeinsamen Überschrift abgehandelt.

## Hormonale Kontrazeptiva und vaskuläre Erkrankungen

Aus der Darstellung des Einflusses von kontrazeptiven Steroiden auf Blutgerinnung, arterielle, venöse Gefäßwand, Blutdruckregulation, Kohlenhydrat- und Fettstoffwechsel läßt sich ableiten, daß bei *disponierten* Individuen eine Interferenz mit vaskulären Erkrankungen der Peripherie, des Herzens und des ZNS zu erwarten ist.

Die tatsächlich aus den wesentlichen Kohortenstudien mitgeteilten Zahlen differieren sowohl hinsichtlich der relativen Inzidenz und damit auch des errechneten relativen Risikos. Dies mag zum einen an der, besonders bei thrombotischen Erkrankungen, diagnostischen Unschärfe liegen (die Irrtumswahrscheinlichkeit bei der klinischen Diagnose einer tiefen Beinvenenthrombose beträgt etwa *50%*), zum anderen aber ist die insgesamt extrem niedrige Prävalenz von Gefäßerkrankungen im reproduktionsfähigen Alter bei der Frau ein wichtiger Umstand, der die exakte Einschätzung des tatsächlichen Risikos erschwert. Die in Tab. 11 wiedergegebenen Zahlen sind vereinfachend den verschiedenen Publikationen der Royal College-, Oxford- und Walnut Creek-Studie entnommen und geben grobe Anhaltswerte vorzugsweise bei Gebrauch höher dosierter, *älterer* Präparate der 70er Jahre wieder.

Demnach sind es vor allem *thromboembolische* Erkrankungen, die pathophysiologisch gut mit Veränderungen der Hämostase, vor allem durch **Ethinylestradiol,** zu erklären sind. Zum anderen finden sich in Form der zerebralen Hämorrhagie und Subarachnoidalblutung zerebrovaskuläre Erkrankungen, deren Genese häufig mit einer arteriellen Hypertonie zusammenhängt.

Der **Herzinfarkt** junger Frauen ist, wie bei der Diskussion von Veränderungen des Fettstoffwechsels bereits dargestellt, überwiegend nicht arteriosklerotischer Natur. Vielmehr muß davon ausgegangen werden, daß, wie auch koronar-angiographische Untersuchungen zeigen (Engel u. Mitarb. 1985), thrombotische und auch funktionelle vaskuläre Prozesse dem Ereignis zugrundeliegen. Eine durch Arteriosklerose hervorgerufene kardiovaskuläre Morbidität und Mortalität müßte deutlich über den Zeitraum der Anwendung oraler Kontrazeptiva hinaus

Tab. 11 Ovulationshemmer und vaskuläre Erkrankungen. Approximatives relatives Risiko (Odds-Ratio) – gerundete Angaben nach Literatur

| Ereignis | Studie | | |
| --- | --- | --- | --- |
| | RCGP | Oxford FPA | Walnut Creek |
| tiefe Beinvenenthrombose | 4 – 5 | | |
| Embolie | 2 – 3 | 0* | |
| Thrombophlebitis | | | 1 |
| Myokardinfarkt | 2 | 4 – 5 | 1 – 2 |
| thrombotischer Insult | ∞ ** | 3 | 2 |
| zerebrale Hämorrhagie | 1.1 | | |
| Subarachnoidalblutung | | 2 – 3 | 10 |

\* RR = 0 bedeutet, daß weder in der Ovulationshemmer- noch in der Kontrollgruppe ein Erkrankungsfall registriert wurde.

\*\* RR = ∞ bedeutet, daß in der Kontrollgruppe kein Erkrankungsfall registriert wurde.

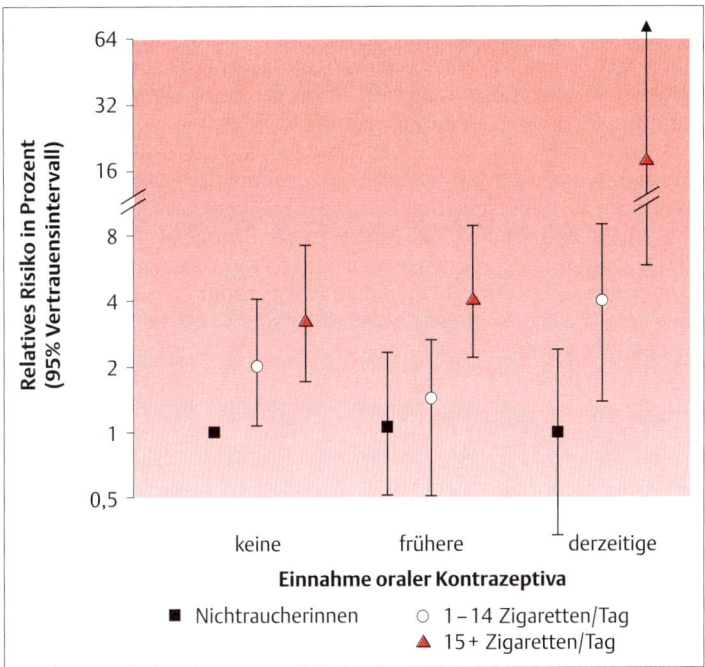

**Abb. 9** Vergleichende Darstellung des relativen Herzinfarktrisikos bei Nichtanwenderinnen und bei ehemaligen bzw. derzeitigen Anwenderinnen von oralen Kontrazeptiva unter Berücksichtigung der Rauchgewohnheiten (kein, geringer und starker Zigarettenkonsum).

ehemalige Anwenderinnen von Nichtanwenderinnen unterscheiden lassen. Dies ist, wie die Ergebnisse von Croft u. Hannaford (1989) zeigen, nicht der Fall (Abb. **9**).

Da *neuere* Kohortenstudien zur Abschätzung des Risikos, auch niedrig dosierter Präparate, nicht verfügbar sind, läßt sich, wie oben ausgeführt, das *aktuelle* Risiko unter diesen Ovulationshemmern, eine vaskuläre Komplikation zu erleiden, nicht exakt abschätzen (vgl. auch Nachwort).

Gezeigt werden konnte allerdings von Gerstman u. Mitarb. (1991), daß die Häufigkeit des Auftretens einer tiefen **Venenthrombose** positiv mit der Estrogendosis in oralen Kontrazeptiva korreliert war. So konnte in einer retrospektiven Analyse belegt werden, daß unter stationären Bedingungen mit eindeutigen Methoden diagnostizierte Thrombosen, bei Anwendung von Präparaten mit 50 µg Ethinylestradiol um *50%*, bei höher dosierten Präparaten um *70%* gegenüber der Gruppe unter Mikropillen-Medikation lag. Eine *Risikoerhöhung* gegenüber einem unbehandelten Kontrollkollektiv muß auch noch bei Verwendung der niedrig dosierten Ovulationshemmern angenommen werden.

Auch hinsichtlich zerebraler Thrombosen und Embolien ist eine Abhängigkeit von der Estrogendosis anzunehmen, wie Lidegaard u. Mitarb. (1993) aus den Daten ihrer Dänischen Fall-Kontroll-Studie folgerten. Damit ist allerdings die Diskussion über die Estrogendosis keineswegs abgeschlossen. In einer Kritik an den Studien von Gerstman u. Lidegaard wurden von Goldzieher (1994) zahlreiche methodische und konzeptionelle Einwände vorgebracht, welche die oben zitierten Schlußfolgerungen relativieren.

### Thrombosen und Embolien

Der Einfluß von Sexualsteroiden, vor allem der Estrogene auf die an der Blutgerinnung beteiligten Prozesse, macht es notwendig, bei der Verordnung hormonaler Kontrazeptiva sorgfältig disponierende Faktoren aus **Anamnese und Befund** zu registrieren.

Hierzu gehören Thrombosen und Embolien in der Eigen- und Familienanamnese, bestehende Thrombosen und die Varikosis. Hinweise aus der Anamnese können auf hereditäre und konstitutionelle *Risikofaktoren* hindeuten.

### Kongenitale Thromboseneigung bei

| | |
|---|---|
| Antithrombin III-Mangel | Dysfibrinogenämie |
| Protein C-Mangel | Fibrinolysestörungen |
| Protein S-Mangel | kombinierten Defekten |
| aktivierter Protein C-Resistenz | Homozystinurie |
| Heparin-Cofaktor II-Mangel | Lipoprotein (a)-Erhöhung |

(mod. nach Girolami u. Mitarb. 1995)

Kongenitale Defekte dürften mit einer Prävalenz von 1 : 1000 vorliegen und durch eine Analyse, vor allem der AT III-Aktivität des Protein S und C diagnostiziert werden.

Hinweise auf eine *hereditäre* Thrombosierung sind vor allem neben der Familienanamnese die Entstehung einer Thrombose unter für die Normalbevölkerung inadäquaten Bedingungen. So dürfte eine Beckenvenenthrombose durch ein entsprechendes Trauma mit Immobilisierung hinreichend erklärt sein; dagegen sind spontan, ohne erkennbare disponierende Ereignisse auftretende Thrombosen verdächtig auf ein zugrundeliegendes ererbtes Risiko.

*Erworbene* Ursachen eines erhöhten Thromboserisikos betreffen, neben den klassischen Traumata und der Immobilisierung, Erkrankungen der Leber und der Niere (z. B. das nephrotische Syndrom), Thrombozytose, Antiphospholipid-Antikörper-Syndrom, höheres Lebensalter, Dehydratation und vor allem das *Rauchen.*

❗ Mit einem erhöhten Thromboserisiko einhergehende Erkrankungen bzw. Konstellationen, werden hinsichtlich des aktuellen Thromboserisikos durch Ovulationshemmer verstärkt.

Dies gilt für die thrombotisch thrombozytopenische Purpura (Morbus Moschcowitz), vor allem aber für das thromboembolische Risiko im Zusammenhang mit Traumata und chirurgischen Eingriffen.

❗ Für *elektive* chirurgische Eingriffe gilt daher die Regel, daß estrogenhaltige Kontrazeptiva 4 Wochen vor dem Operationstermin abgesetzt werden und erst nach vollständiger Mobilisierung zyklusgerecht wieder eingenommen werden dürfen.

Bei Absetzen des Ovulationshemmers kann die Kontrazeption unbedenklich mit einem Gestagen fortgesetzt werden. Allerdings müssen in diesem Falle Blutungsstörungen in Kauf genommen werden. (Unberührt von dieser Empfehlung besteht die Notwendigkeit einer adäquaten Thromboembolie-Prophylaxe durch Kompression der unteren Extremitäten, Heparin-Derivate, hochmolekulare Lösungen intra operationem und Frühmobilisierung.)

Bei *kleineren* vaginalen bzw. pelviskopischen Eingriffen ist eine Unterbrechung der Ovulationshemmereinnahme unter individueller Abschätzung des Thromboserisikos und Anwendung prophylaktischer Maßnahmen nicht unbedingt notwendig. Bei *unvorhergesehener* Operation birgt das Absetzen von Ovulationshemmern, zumindest theoretisch, gewisse Gefahren.

Die **Normalisierung** des Grundumsatzes von Blutgerinnung und Fibrinolyse verläuft hinsichtlich der Entwicklung pro- und kontrathrombotischer Faktoren nicht konkordant. Dies bedeutet, daß Situationen eintreten könnten, in denen es passager zu einem Überwiegen der prokoagulatorischen Prozesse kommt. Es ist daher durchaus erwägenswert und statthaft, die Ovulationshemmereinnahme *nicht* zu unterbrechen, sondern unter Ausschöpfung aller thromboembolieprophylaktischer Maßnahmen fortzusetzen. (Diese Empfehlung kann sich z. Z. nicht auf einschlägige Untersuchungen der tatsächlichen Thrombosehäufigkeit unter Notfalleingriffen beziehen, sondern resultiert aus dem theoretischen Verständnis der durch Ovulationshemmer veränderten Gerinnungsphysiologie.)

### Antikoagulantientherapie

Bei nachgewiesener *Thrombose* in der Anamnese, und vor allem bei hereditärer Thromboseneigung, sollten Ovulationshemmer nur unter gleichzeitiger Antikoagulantientherapie verordnet werden.

Die Behandlung mit Heparin- bzw. Kumarin-Derivaten zur Thrombose- und Embolieprophylaxe kann aber ihrerseits auch eine *Indikation* für die gleichzeitige Gabe von Ovulationshemmern sein. Hierbei sollte zwar berücksichtigt werden, daß Ovulationshemmer die Wirkung von Kumarinen vermindern können, auf der anderen Seite aber das Auftreten von Follikelblutungen und Menometrorrhagien deutlich vermindern.

Zudem stellt die Gabe von Kumarin-Derivaten eine Kontraindikation gegen eine Schwangerschaft aufgrund *teratogener* Wirkungen dar, so daß eine sichere Kontrazeption bei fertilen Frauen notwendig ist.

### Varikosis

Venöse Beschwerden, vor allem bei Neigung zur Klappeninsuffizienz, werden subjektiv durch die Zunahme extrazellulären Wassers und sexualhormoninduzierte Venenwanddilatation *verstärkt.*

Einen Einfluß auf die *Entstehung* von Varizen haben orale Kontrazeptiva jedoch nicht.

Synthetische Gestagene verstärken meist die Beschwerdesymptomatik. Aufgrund seines natriuretischen Effektes hat lokal appliziertes Progesteron nach klinischer Erfahrung hier *günstige* therapeutische Wirkungen.

### *Hypertonie*

Bei der arteriellen Hypertonie, welche als Risikofaktor sowohl für das Auftreten kardio-, als auch zerebrovaskulärer Insulte angesehen werden muß, spielen, wie ausführlich in der Pathophysiologie dargestellt, Estrogene und Gestagene eine *begünstigende* Rolle. Dennoch ist unter bestimmten Bedingungen die Gabe von Ovulationshemmern und eher noch diejenige von Gestagen-Monopräparaten statthaft.

Das Überschreiten des als Grenzwert für die Hypertonie angenommenen Druckes von 140/90 mmHg wird im allgemeinen Anlaß zu einer antihypertensiven *Therapie* sein. Sollte tatsächlich ein pathogenetischer Anteil dem Ovulationshemmer zuzurechnen und dies durch einen Auslaßversuch bewiesen sein, indem die Blutdruckwerte sich nach Absetzen des oralen Kontrazeptivums wieder normalisieren, ist zwischen den alternativen hormonalen und nichthormonalen Methoden der Kontrazeption und der Problematik einer antihypertensiven Therapie abzuwägen.

**!** Grundsätzlich ist bei leichten Hypertonien etwa bis zu einem Grenzwert von 160/95 mmHg ein niedrig dosierter Ovulationshemmer bzw. ein Gestagen-Monopräparat erlaubt.

Oberhalb dieses Grenzwertes sollte sicherheitshalber auf hormonale Kontrazeptiva ganz verzichtet werden, da zumindest theoretisch, unter Beachtung der Pathophysiologie, auch Gestagene nachteilig mit dem Blutdruck interferieren können.

### Dyslipoproteinämie

Die Dyslipoproteinämie, deren wesentliches Risiko die Entwicklung einer Arteriosklerose ist, erlaubt insoweit die Verordnung hormonaler Kontrazeptiva, als diese nachweislich eher einen *protektiven* Effekt auf die Entstehung von atheromatösen Intimaveränderungen haben. Allerdings ist die familiäre Hypertriglyzeridämie (Typ IV oder V nach Fredrikson) in gewissem Umfange hier eine Ausnahme. Bekannt sind aus der Literatur wenige Fälle bei exzessiven Triglyzeridkonzentrationen einer hypertriglyzeridämen Pankreatitis. Diese kann durch die Gabe oraler Kontrazeptiva *ausgelöst* werden.

**!** Hier können therapeutisch reine Gestagen-Präparate eingesetzt werden, da besonders durch Gestagene mit androgener Partialwirkung die Triglyzerid-Konzentrationen gesenkt werden.

### Gefäßschäden

Während alle anderen Formen der Dyslipoproteinämie per se hinsichtlich des Arteriosklerose-Risikos durch Ovulationshemmer keine Verschlechterung erfahren, sollte doch dem Umstand Beachtung geschenkt werden, daß die vaskulären *Folgen* einer zumeist familiären Dyslipoproteinämie in einer beschleunigten Arterioskleroseentwicklung bestehen, die ihrerseits einen Risikofaktor für das Auftreten arterieller Thrombosen darstellen kann.

Insofern kann bei pathologischem Gefäßbild die Einnahme sowohl kombinierter als auch nur ein Gestagen enthaltender Kontrazeptiva zu einer klinischen *Manifestation* beitragen.

Fettstoffwechselstörungen, vor allem der LDL, interferieren mit der Regulation der Blutgerinnung. Ausgehend von einer bestehenden Gefäßwandläsion können durch hormoninduzierte prokoagulatorische Prozesse arterielle Thrombosen entstehen. Somit ist in solchen Fällen nicht der gestörte Fettstoffwechsel selbst, sondern vielmehr der sekundär entstandene Gefäßschaden, als *Gegenanzeige* zu betrachten.

### Zigarettenrauchen

⚠ Wie auch bei anderen vaskulären Risiken, sollte der Nikotinusus stets als *Kontraindikation* angesehen werden.

Alle epidemiologischen Studien konnten als wesentlichen Risikofaktor im Zuge der Einnahme oraler Kontrazeptiva das Rauchen von Zigaretten identifizieren. Dabei gibt es epidemiologisch durchaus eine Assoziation zwischen sexueller Aktivität, Pilleneinnahme und Zigarettenrauchen. Das Zigarettenrauchen ist mit den arteriellen und venösen vaskulären **Komplikationen** unter Ovulationshemmereinnahme korreliert. Dies betrifft den Myokardinfarkt, Subarachnoidalblutungen und hämorrhagische Insulte sowie das Auftreten eines Hypertonus.

⚠ Das Risiko für die vaskulären Erkrankungen steigt nicht nur additiv, sondern aufgrund eines Synergismus überproportional an.

Die Zusammenstellung der relativen Risiken von Rauchern und Nichtrauchern, in Abhängigkeit vom Alter, nach der Studie des Royal College in Tab. 12 (Kay u. Mitarb. 1984) zeigt dies deutlich. Die häufig publizierte Betonung einer **Altersgrenze** von 35 Jahren, oberhalb derer das Risiko von Ovulationshemmereinnahme und Zigarettenrauchen nicht mehr akzeptabel sei, verkennt, daß im einzelnen es weniger auf das Lebensalter, als vielmehr auf die Dauer und Intensität der Einwirkung der Noxe ankommt, so daß starke Raucherinnen, die frühzeitig begonnen haben, auch unterhalb der genannten Altersgrenze ein unvertretbar hohes Risiko aufweisen können.

Im Einzelfalle wird sicherlich mit der informierten und ihre Entscheidung selbst fällenden Patientin ein Kompromiß gefunden werden müssen.

Tab. **12**    Relatives Mortalitätsrisiko von Frauen in Abhängigkeit von Lebensalter, Ovulationshemmergebrauch und Zigarettenkonsum (nach Kay u. Mitarb. 1984). Zusammenhang zwischen Ovulationshemmereinnahme, Rauchen, Alter und Tod an kardiovaskulären Erkrankungen

| Altersgruppe | RR | |
| | Raucher | Nichtraucher |
| --- | --- | --- |
| < 35 | 1 : 10 000 | 1 : 10 000 |
| 35 – 44 | 1 : 2 000 | > 1 : 6 000 |
| > 44 | 1 : 550 | 1 : 2 500 |

Die wesentlichen Inhaltsstoffe des Zigarettenrauches, welche in schädlicher Weise auf das Herz- und Kreislaufsystem einwirken, sind das Nikotin und das Kohlenmonoxyd. Letzteres bindet den für die Versorgung des Herzmuskels notwendigen Sauerstoff, während das Nikotin den Sauerstoffbedarf steigert, indem vor allem die Herzfrequenz stimuliert wird. Nikotin hat nachteiligen Einfluß auf die Thrombozytenaggregation, den Fettstoffwechsel und die Serumkonzentrationen der Askorbinsäure, welche als Antioxidans der Bildung von oxidierten LDL entgegenwirkt. Letzterer Effekt mag auch im Zusammenhang mit einer Förderung der Entstehung von Brust- und Zervixkarzinomen gesehen werden.

Grundsätzlich jedoch sprechen akute und chronische Effekte des Zigarettenrauchens für eine andere als die hormonale Kontrazeption.

Die zahlreichen weiteren gesundheitsschädlichen Wirkungen des Rauchens interferieren nicht mit der Einnahme hormonaler Kontrazeptiva.

## Das gastrointestinale System

### Leber

Zentrales Organ des Stoffwechsels ist die Leber. Dies trifft auch für den Metabolismus kontrazeptiver Steroide zu, die in hoher Konzentration durch den Effekt der ersten Leberpassage in den Lebersinusoiden bei oraler Einnahme angeflutet werden.

Während Estradiol rasch abgebaut wird, ist **Ethinylestradiol** aufgrund seiner chemischen Struktur in erheblichem Ausmaß resistenter und übt so eine deutlich ausgeprägtere Wirkung auf den Leberstoffwechsel aus. Diese Besonderheit ist nicht nur auf die enterale Applikation beschränkt, sondern gilt auch beim Vergleich hepatischer Effekte von Ethinylestradiol und Estradiol, die auf parenteralem Wege zugeführt werden. Die Wirkungen von Ethinylestradiol sind rezeptorvermittelt, aber auch rezeptorunabhängig.

**Gestagene** üben ihren Einfluß auf die Leber im endokrinologischen Sinne über den Androgenrezeptor aus, da ein eigentlicher Progesteron-Rezeptor fehlt. Auf diese Weise beeinflussen vor allem solche Substanzen mit starker androgener Restwirkung den hormonell modulierbaren Lebermetabolismus.

*Hormonelle* Wirkungen, wie z. B. die Induktion von Enzymen und die Stimulation der hepatischen Proteinsynthese (SHBG, CBG, TBG, Angiotensinogen) führen nicht zu einer Schädigung der Leberzelle. Die *pharmakologischen* Wirkungen der 17-alkylierten Steroide sind konzentrationsabhängig und damit nicht in gleicher Weise durch die Rezeptordynamik begrenzbar.

**Hepatozelluläre Hyperplasien** sind als morphologisches Korrelat von Anpassungsversuchen der Leber auf die toxischen Wirkungen der Steroide zu verstehen. Die bereits beschriebene irreversible *Hemmung* von Zytochrom-P450-abhängigen *Enzymen* beeinträchtigen die Stoffwechselkapazität der Leber insgesamt. Es resultieren verlangsamte Metabolisierungsraten, wodurch im Einzelfalle auch *toxische* Einflüsse anderer Medikamente oder körpereigener, sowie aus der Nahrung stammender, Substanzen gefördert werden können. Eine Übersicht über die Veränderung von Leberfunktionstests im Zuge der Anwendung oraler hormonaler Kontrazeptiva gibt Tab. 13 wieder.

Veränderungen der üblicherweise diagnostisch verwendeten Leberenzyme (Transaminasen, Gamma-GT, GOT, GPT) sind im allgemeinen reversibel und spielen sich innerhalb des physiologischen Normbereiches ab. Mäßige *Aktivitätserhöhungen* der Leberenzyme, vor allem der Transaminasen, können Ausdruck einer ovulationshemmerinduzierten, nicht entzündlichen, Lebererkrankung (**Hepatose**) sein. Fakultativ kli-

| | | |
|---|---|---|
| Transaminasen | ↔ | gleichbleibend |
| y-Glutamyl-Transferase | +↑ | ansteigend |
| Alkalische Phosphatase | −↓ | abfallend |
| Bilirubin | −↓ | abfallend |
| LDH | +↑ | ansteigend |
| Bromsulfaleintest | +↑ | ansteigend |

**Tab. 13** Durch hormonale Kontrazeptiva veränderte Leberfunktionstests (nach Sillem u. Teichmann 1994)

nische Erscheinungen sind beispielsweise Oberbauchbeschwerden infolge einer Kapselspannung, Druck- und Völlegefühl, Übelkeit oder Erbrechen. Ein Absetzen der hormonalen Kontrazeption kann im Einzelfalle erforderlich sein.

### *Estrogeneinfluß auf die Ausscheidung von Gallensäuren*

Aus der Schwangerschaft ist bekannt, daß ein erhöhter Estrogeneinfluß durch Hemmung der Konjugation des Bilirubins und Anreicherung von Cholesterin in der Gallenflüssigkeit zu einer Verminderung der Ausscheidung der Gallensäuren, des Bilirubins und der Porphyrine führt. Klinisch manifestieren sich zunächst ein Pruritus, dann auch ein Ikterus. Auch Übelkeit und Oberbauchbeschwerden können hinzutreten. Die Aktivität der Transaminasen im Blut und die Konzentration des Gesamt-Bilirubins steigen an.

Zumeist sind Patientinnen, die eine *intrahepatische Cholestase* als Folge des Ethinylestradiols in hormonalen Kontrazeptiva zeigen, auch für eine Schwangerschaftscholestase empfänglich.

Aufgrund der reversiblen und dosisabhängigen Exkretionsbeeinträchtigung durch **Estrogene** und die daraus resultierende Erhöhung der Cholesterinkonzentration in der Gallenflüssigkeit wird das Auftreten von *Gallensteinen* begünstigt. Auch die Manifestation einer *primären biliären Zirrhose* mit Pruritus und Ikterus kann durch orale Kontrazeptiva gefördert werden.

17-alkylierte Steroide können über die Hemmung der Zytochrom-P450-abhängigen Monooxygenasen zu einer Vermehrung der Porphyrinogene beitragen und damit eine bis dahin asymptomatische Porphyrie demaskieren.

Da allerdings die *akut intermittierende* **Porphyrie** unter dem Einfluß von Progesteron-Metaboliten in der zweiten Zyklushälfte auftritt, kann eine wirksame Unterdrückung der Ovulation die Anfallshäufigkeit senken. Es ist daher zwischen der die Stoffwechselsituation verschlechternden und der prophylaktischen Wirkung von Ovulationshemmern abzuwägen. Gleiches gilt für die Porphyria *variegata,* während die Porphyria *cutanea tarda* als häufigste, vor allem aber Männer betreffende Form von der Zyklussuppression nicht profitiert.

Das *Dubin-Johnson-* und *Rotor*-Syndrom als Ausscheidungsstörungen des **Bilirubins** werden aufgrund der cholestatischen Potenz, vor allem der Estrogene, im allgemeinen unter oralen Kontrazeptiva verschlechtert.

Wenngleich die in hormonalen Kontrazeptiva enthaltenen Hormone eine **Hepatitis** nicht induzieren können, ist in der Vergangenheit die akute, aber auch die überstandene Hepatitis jedweden Serotyps als Kontraindikation angesehen worden. Tatsächlich findet sich unter Ovulationshemmern weder ein ungünstigerer Verlauf der akuten Infektion, noch sind nach überstandener Erkrankung Folgeerscheinungen häufiger bei Frauen, die Ovulationshemmer einnehmen. Allenfalls bei Persistenz pathologischer Leberparameter mag der Einfluß oraler Kontrazeptiva, zumindest auf das laborchemische Bild, ungünstig sein.

Die Entstehung thrombotischer Okklusionen kleinerer Lebervenen mit langsamer oder akuter klinischer Manifestation kann durch estrogenhaltige Kontrazeptiva gefördert werden. Der pathogenetische Mechanismus dabei ist nicht bekannt, der Verlauf des **Budd-Chiari-Syndroms** zumeist ungünstig.

Die sehr seltene **Peliosis hepatis,** als welche man die Bildung größerer konfluierender Kavernen in der Leber bezeichnet, steht nicht in sicherem Zusammenhang mit der Einnahme oraler Kontrazeptiva. Sie wird vor allem bei exzessiver Gabe von Anabolika diskutiert.

### Magen-Darmtrakt

Wirkungen oraler Kontrazeptiva auf den Magen-Darmtrakt sind qualitativ und quantitativ als gering zu bezeichnen. Klinisch von Bedeutung ist die Abnahme der Spiegel des Cholezystokinins auf etwa 50% der Ausgangskonzentration, wodurch Verringerung der Peristaltik in Gallenblase, Magen und Duodenum und eine vermehrte Enzymproduktion und -ausschüttung des Pankreas induziert werden. Hierdurch kann es durchaus zu Appetitsteigerungen kommen, die eine wasserunabhängige Vermehrung des Körpergewichtes zur Folge haben kann. Ulzeröse Erkrankungen des Magens und des Dünndarms sind bei Anwenderinnen von Ovulationshemmern nicht häufiger als in der Kontrollgruppe.

Bei bestehendem **Morbus Crohn** sind hormonale Kontrazeptiva nicht kontraindiziert. Ein nachteiliger Einfluß wird allenfalls bei der **Colitis ulcerosa** diskutiert.

### Störungen im Kohlenhydratstoffwechsel

Der Einfluß oraler Kontrazeptiva auf den Kohlenhydratstoffwechsel ist ausführlich dargestellt worden. Eine dosisabhängige Verschlechterung der **Glukosetoleranz** kann, sofern sie bei niedrig dosierten Ovulationshemmern überhaupt meßbar ist, durch eine Anpassung der Insulindosis bei manifestem Diabetes kompensiert werden.

Beachtenswert ist allerdings der Umstand, daß beim nicht insulinabhängigen *Diabetes* mellitus zumeist auch Fettstoffwechselstörungen mit Hypertriglyzeridämien vorliegen. Hier könnte der Estrogeneinfluß zu einer Verschlechterung der Stoffwechselsituation führen.

Weiterhin muß davon ausgegangen werden, daß Patientinnen mit langjährigem Diabetes oder schlechter Stoffwechselführung auch sekundär Gefäßschäden entwickeln, die ebenso wie bei der chronischen Dyslipoproteinämie als disponierend für funktionelle und thrombotische Gefäßkomplikationen angesehen werden müssen. Hier sollten vor allem Ovulationshemmer nur nach sorgfältiger *Abwägung* verschrieben werden. Zu bedenken ist stets die erhöhte Gefährdung von Diabetikerinnen gegenüber Schwangerschaftskomplikationen und entzündlichen Erkrankungen z. B. bei Anwendung der Spirale.

Reine Gestagenpräparate dürfen aufgrund der insgesamt niedrigen täglichen Hormondosis ohne Einschränkung gegeben werden.

## Genitalorgane

Veränderungen der primären Zielorgane der Sexualsteroide (Ovar, Tube, Uterus, Zervix und Vagina) sowie deren endokrine Regulation sind bereits ausführlich behandelt worden. Unter klinischem Aspekt sind neben der eigentlich kontrazeptiven Wirkung der Ovulationshemmer und reinen Gestagenpräparate für eine Reihe von krankhaften Zuständen von Bedeutung. So findet sich neben der Unterdrückung der *Gonadotropin*bildung und -freisetzung eine Stimulation der Abgabe von *Prolaktin* aus der Hypophyse. Für diese Wirkung ist das Ethinylestradiol verantwortlich. Ein vermehrtes Auftreten von Hypophysenadenomen ist unter Ovulationshemmereinnahme ebensowenig zu erwarten, wie ein nachteiliger Effekt auf das Wachstum vorhandener Adenome (Hammerstein u. Kuhl 1989).

### Ovarielle Zysten

Eine wichtige, nicht kontrazeptive Wirkung von Ovulationshemmern ist die Verringerung der Inzidenz funktioneller Zysten am Ovar. Unter niedrig dosierten Ovulationshemmern ist eine geringere Suppression der ovariellen Aktivität zu beobachten. In klinischen Untersuchungen läßt sich sonographisch ein, gegenüber höher dosierten Ovulationshemmern, vermehrtes Follikelwachstum feststellen, das jedoch deutlich geringer ist, als dasjenige im unbehandelten Kontrollzyklus. Nach aller klinischen Erfahrung können auch heute noch *hochdosierte* Ovulationshemmer (einstufige Kombinationspräparate) eingesetzt werden, um funktionelle Zysten zur **Regression** zu bewegen und damit eine Unterscheidung gegenüber echten Blastomen klinisch wahrscheinlich zu machen. Reinen Gestagenpräparaten kommt naturgemäß kein diesbezüglicher Effekt zu.

Die komplizierte Pathophysiologie des Syndroms der *polyzystischen Ovarien* (PCO-Syndrom, Stein-Leventhal-Syndrom) besteht in einem Circulus vitiosus aus peripherer Insulinresistenz, ovarieller Hyperandrogenämie und Funktionsstörung bis hin zur Sterilität mit typischen morphologischen Veränderungen am Ovar. Meist besteht auch ein Übergewicht, welches als initiierendes Moment wirksam werden kann. Vor allem zur Unterdrückung der ovariellen Androgenproduktion, sind Ovulationshemmer hier bei Abwesenheit eines Kinderwunsches (vorzugsweise mit *anti*androgen wirksamen Gestagenen) die **Therapeutika** der Wahl.

## Hormonale Kontrazeptiva und Haut

Zu den Erfolgsorganen der Sexualsteroide gehört nach den eigentlichen Sexualorganen auch die Haut als Träger sekundärer Geschlechtsmerkmale. Behaarungstyp, Haarwachstum, Talgproduktion und Pigmentbildung sowie Bindegewebstextur werden durch Sexualsteroide moduliert. Das Bild androgenetischer Hautveränderungen mit Seborrhoe, akniformen Effloreszenzen, Hirsutismus und einer typischen Form der Alopezie ist Gynäkologen und Dermatologen gleichermaßen bekannt. Die Haut enthält Estrogen- und Androgenrezeptoren, so daß Gestagene jeweils antiestrogene, androgene oder antiandrogene Partialwirkungen ausüben können.

### Pigmentverschiebungen

Die typischen Pigmentveränderungen sind auf eine erhöhte *Melanin*produktion und -freisetzung zurückzuführen. Estrogene rufen diese in der Schwangerschaft (Chloasma uterinum) und in der Pubertät (Naevi) hervor.

Zusammen mit der *UV*-Strahlung bewirken auch kontrazeptiv verwendete **Estrogene** bei disponierten Individuen Pigmentverschiebungen und Hyperpigmentierungen, die aufgrund ihrer unregelmäßigen Verteilung kosmetisch häufig als störend empfunden werden. Nach

Absetzen estrogenhaltiger Kontrazeptiva bilden sich solche Hautveränderungen nur sehr zögerlich zurück.

*Therapeutisch* kommen Vitamin-A-Präparate und Sonnenschutzmittel mit hohem Lichtschutzfaktor in Frage. Der Verzicht auf estrogenhaltige orale Kontrazeptiva bei Frauen, die bereits in der Schwangerschaft erhebliche Hyperpigmentierungen aufgewiesen haben, ist zumindest zu diskutieren. Pigmentverluste (Vitiligo) werden durch Estrogen/Gestagenkombinationen nicht nachteilig beeinflußt. Es gibt sogar Hinweise auf einen günstigen Effekt.

### Licht- und Chemo-Sensibilität der Haut

Ovulationshemmer scheinen den Einfluß der **UV-Strahlung** auf die Haut in gewissem Umfange zu verstärken. Es kommt zur häufigeren Ausbildung von Lichtdermatosen, Hypersensibilisierungen sowie lichtinduzierten Ekzemen. Die Sensibilität der Haut scheint auch gegenüber chemischen Reizen erhöht zu sein.

Als störend wird oft die Ausbildung von *Teleangiektasien* empfunden, die bei hereditär disponierten Individuen unter Ovulationshemmereinnahme häufiger auftreten.

Periodisch erscheinende, in der zweiten Zyklushälfte exazerbierende Erkrankungen, wie die *Urtikaria,* können durch Ovulationshemmer verbessert werden.

Ein *Lupus erythematodes* kann, wie auch die Lichtdermatosen, durch Estrogene und Sonnenlicht aktiviert werden. Hier sind Ovulationshemmer auch aufgrund ihrer metabolischen, vor allem ihrer Gefäßwirkungen, kontraindiziert.

Eine gewisse Förderung in der Häufigkeit des Auftretens scheinen auch die *Erythemata nodosum* und *multiforme* durch estrogenhaltige Kontrazeptiva zu erfahren.

### Androgenetische Hauterkrankungen

#### Ursachen der androgenetischen Hauterkrankungen

Entweder liegt ein erhöhter Anfall an Androgenen, eine verringerte Bindungskapazität durch niedrige Konzentrationen des sexualhormonbindenden Globulins oder eine vermehrte Konversion (5-alpha-Reduktase) zu Dihydrotestosteron, dem hauptsächlich in der Haut wirksamen Androgen vor. Ebenso findet sich eine konstitutionell hohe Empfindlichkeit der Hautanhangsgebilde gegenüber Androgenen.

Hauterkrankungen, die mit einer übermäßigen *Produktion* von oder *Empfindlichkeit* auf Androgene zusammenhängen, weisen naturgemäß Beziehungen zur Einnahme hormonaler Kontrazeptiva auf.

**Androgene,** vor allem Testosteron und Dihydrotestosteron, erhöhen die Empfindlichkeit ihrer Zielorgane durch Rezeptorinduktion sowie Aktivitätssteigerung der 5-alpha-Reduktase und reduzieren die SHBG-Spiegel.

Daher kommt der Durchbrechung dieses Curculus vitiosus durch **Ovulationshemmer** eine hohe therapeutische Bedeutung zu. Durch die weitgehende *Suppression* der ovariellen Steroidgenese, vor allem im Ovar, aber auch in der Nebennierenrinde (Dihydroepiandrosteron bzw. Dihydroepiandrosteronsulfat) sowie bei estrogenbetonten Präparaten durch eine Erhöhung der SHBG-Konzentration kommt es zu einer Verminderung des freien Testosterons und damit zu einem günstigen therapeutischen Effekt.

Antiandrogen wirksame Gestagene (Cyproteronacetat, Chlormadinonacetat, Dienogest) wirken nicht, wie vielfach angenommen, über eine starke Affinität zum Androgenrezeptor durch kompetitive Hemmung. Der Mechanismus ihrer Wirkung ist noch ungeklärt.

### Hyperandrogenäme Störungen

Ovulationshemmer gehören, besonders solche mit antiandrogenwirksamen Gestagenen, zu den wichtigsten **Therapeutika** bei hyperandrogenämen Störungen. Sie vermindern die Talgproduktion und damit das Ausmaß *akni*former Effloreszenzen, haben einen günstigen Einfluß auf die *Seborrhoe* und reduzieren Wachstumsdicke und Pigmentierung des terminalen Haares. Auch die androgenetische *Alopezie* spricht auf eine mittel- bis langfristige Antiandrogenbehandlung in Ovulationshemmern an. Vor allem Alopezie und *Hirsutismus* bedürfen unter Umständen höherer Antiandrogendosen als sie in Ovulationshemmern vorhanden sind und scheinen erst nach mehreren Monaten Behandlungsdauer sichtbar anzusprechen.

### Niere und ableitende Harnwege

Ebenso wie auch während des physiologischen Zyklus Veränderungen der exkretorischen Leistung der Niere nachweisbar sind, sind auch unter Ovulationshemmern die Clearanceraten für endogenes Kreatinin, Natrium und Kalium sowie die Ausscheidung von Albuminen erhöht. Gleichwohl findet eine interstitielle **Wasser-** und **Salzretention** statt. Dies ist u. a. durch die verminderten Albuminspiegel im intravasalen Raum zu erklären.

Unmittelbar durch Ovulationshemmer hervorgerufene **Nierenerkrankungen** haben jedoch mit den genannten Effekten nichts zu tun. Vielmehr ist das einzig bekannte pathologisch-anatomische Korrelat der Ovulationshemmerwirkung auf die Niere der thrombotische Verschluß im Endstromgebiet. Das klinische Bild eines hämolytisch-urämischen Syndroms ist als Ausdruck einer *Perfusionsstörung* der Niere zu werten.

Statistisch ist unter Anwendung höher dosierter Präparate auch die *Infektionsrate* der ableitenden Harnwege vermehrt. Hierfür gibt es allerdings keine überzeugende pathophysiologische Erklärung.

## Immunsystem und Infektionen

Ovulationshemmer haben meßbare Einflüsse auf die *humorale* und die *zelluläre* Immunität. Gewisse Analogien bestehen zur Schwangerschaftsimmunologie.

So kommt es bei längerem Gebrauch estrogenhaltiger Kontrazeptiva zu einer Vermehrung des Schleimhaut-IgA's und zu abgeschwächten Antikörperbildungen gegen das Tetanustoxin im Bereich der IgA und IgM.

Eine **Suppression** der zellulären Immunität, vor allem der T-Zellen, konnte nachgewiesen werden. Eine Hemmung der durch bestimmte Antigene induzierten Lymphozytentransformation scheint an die Anwesenheit von Gestagenen und Estrogenen gebunden zu sein. Klinische Folge veränderter immunologischer Regulationsprozesse ist die bereits erwähnte Vermehrung der Sensitivität der Haut gegenüber *chemischen* und *Licht*reizen.

Es bestehen auch Hinweise auf eine vermehrte Empfänglichkeit gegenüber *Virus*infektionen (Varizellen, Herpes simplex, Rubella).

Allerdings kann keine Rede davon sein, daß generell die Anfälligkeit gegenüber Infektionskrankheiten auch durch langjährigen Ovulationshemmergebrauch vermehrt sei.

### Immunologische Erkrankungen

Ausdruck einer negativen Beeinflussung der Immunitätslage ist die Verminderung des Risikos von **Autoimmunerkrankungen** bzw. der günstige Einfluß von Ovulationshemmern auf deren Verlauf.

Dies gilt vor allem für die *rheumatoide Arthritis* (RCGP 1978), während für zahlreiche andere rheumatische Erkrankungen kein Einfluß der Ovulationshemmer nachgewiesen werden konnte.

Beim systemischen *Lupus erythematodes* scheint sogar ein negativer Einfluß der Estrogene vorzuliegen. Da wegen der erhöhten Thrombosegefährdung hier Ovulationshemmer ohnehin kontraindiziert sind, kommen für Patientinnen mit Lupus erythematodes kombinierte orale Kontrazeptiva ohnehin nicht in Betracht.

Für die Praxis spielen die **genitalen Infektionen** (z.B. Vulvitiden und Kolpitiden durch Candida albicans und Trichomonaden) unter Ovulationshemmern eine große Rolle.

Allerdings ist nicht geklärt, ob hier auch das Sexualverhalten eine ätiologische Rolle spielt. Einen signifikanten Effekt auf den vaginalen *pH*-Wert haben Ovulationshemmer, aber auch Gestagene-Monopräparate nicht. Der Einfluß von Ovulationshemmern auf die Ausbildung der zervikalen Drüsen scheint einen Einfluß auf die Häufigkeit der Chlamydien-Zervizitis, auszüüben.

Dennoch ist die *Inzidenz* endometrialer, tubarer und pelviner Infektionen bei Frauen, die Ovulationshemmer nehmen, gegenüber den erwarteten Raten etwa halbiert. Verglichen mit IUD-Trägerinnen kommt der *protektive* Effekt der Ovulationshemmer noch mehr zum Tragen. Neben immunologischen Veränderungen scheint hier die erschwerte Penetration des Zervixschleimes durch Spermien, die gewissermaßen als Vektoren der Infektion des inneren Genitales zu betrachten sind, eine Rolle zu spielen. Ob tatsächlich die Zahl der Salpingitiden vermindert wird oder aber es sich lediglich um eine Verschiebung zugunsten klinisch weitgehend inapparenter Infektionen handelt, ist nicht geklärt. Die nach Ovulationshemmern nicht verringerte Rate an tubaren Sterilitäten läßt Zweifel an einer zu optimistischen Deutung aufkommen (Aral u. Mitarb. 1987).

## Zentrales, peripheres Nervensystem und Sinnesorgane

Grundlegende Einflüsse von Ovulationshemmern auf das zentrale Nervensystem sind bereits abgehandelt worden. Von praktischer Bedeutung sind ovulationshemmerassoziierte Symptombildungen, wie sie in *Kopfschmerzen, Migräne, Neuralgien,* aber auch in harmlosen vegetativen Beschwerden gefunden und häufig dem Ovulationshemmergebrauch kausal attribuiert werden.

### Kopfschmerzen

Ein zentrales Symptom, welches mit der Einnahme oraler Kontrazeptiva häufig in Verbindung gebracht wird, ist der Kopfschmerz. Vergleichende Studien haben zweifelsfrei belegen können, daß die als

Nebenwirkung oraler Kontrazeptiva interpretierten Kopfschmerzen während des Behandlungszeitraumes signifikant seltener sind, als vor Beginn der hormonalen Kontrazeption (Aznar-Ramos u. Mitarb. 1969; Goldzieher u. Mitarb. 1971; RCGP 1974). Wenn auch schwierig, so muß doch zwischen Kopfschmerzen, zumeist einfachen Spannungskopfschmerzen und Migräne unterschieden werden.

### Migräne

Letztere kündigt sich durch eine spezifische Aura, Nausea und andere neurologische Störungen an und stellt klassischerweise einen halbseitigen Kopfschmerz dar.

Unmittelbar vor oder mit Einsetzen der Menstruation eintretende **Migräneattacken** werden als Folge des Abfalls der Estradiol- bzw. Ethinylestradiolserumspiegel interpretiert. Pathophysiologisch dürfte hier die aufgrund des Nachlassens des Estrogeneffektes eintretende relative Vasokonstriktion sein. Bei Frauen, deren Migräne bereits *vor* Einnahme oraler Kontrazeptiva bekannt war, tritt mit einem beträchtlichen Anteil sogar eine Besserung unter Ovulationshemmern ein (Mattson u. Rebar 1993). *Erstmalig* während der Einnahme oraler Kontrazeptiva auftretende Migräneattacken können ein Hinweis auf drohende zerebrovaskuläre Komplikationen sein und sollten daher zum Absetzen des Ovulationshemmers führen. Dies gilt auch für Attacken, die, obwohl sie vor Beginn der Ovulationshemmereinnahme bereits aufgetreten waren, sich quantitativ oder qualitativ dramatisch verschlechtern.

Neben der Wirkung von Estrogenen und Gestagenen auf den Gefäßtonus können an der Auslösung von Migräneanfällen auch andere Mechanismen beteiligt sein, welche die transmittergesteuerte neuronale Aktivität im zentralen Nervensystem betreffen.

**Therapeutisch** kommen bei denjenigen Frauen, die vor allem an Kopfschmerzen am Beginn des einnahmefreien Intervalls leiden, die kontinuierliche Gabe eines *Kombinationspräparates,* die Umstellung auf ein reines *Gestagenpräparat,* oder auch die Überbrückung des einnahmefreien Intervalls mit niedrig dosierten natürlichen Estrogenen in Frage. Alternativ kann auch unter Beibehaltung der Ethinylestradioldosis die Blutungsauslösung lediglich durch Absetzen des Gestagens erfolgen.

### Neurologische Erkrankungen

Klassische neurologische Erkrankungen wie *Myasthenia gravis, multiple Sklerose* und *periphere Neuralgien* treten bei Ovulationshemmereinnehmerinnen nicht häufiger auf, als in der Kontrollgruppe.

Auch wenn es keine ätiologische Beziehung zwischen Ovulationshemmereinnahme und einer *Epilepsie* gibt, ist doch dieses Krankheitsbild für die Rezeptur von Ovulationshemmern von großer quantitativer und qualitativer Bedeutung. Auf der einen Seite führen die meisten Antikonvulsiva zu einer erhöhten Fehlbildungsrate, so daß eine sichere Kontrazeption erforderlich ist, zum anderen bewirken Antiepileptika mit Ausnahme der Valproinsäure und der Benzodiazepine einen verstärkten Metabolismus der Steroide durch Enzyminduktion. Das Ausmaß des Wirkverlustes der oralen Kontrazeptiva ist im Einzelfalle nicht vorherzusagen, so daß auch ein Übergang auf ein höher- und hochdosiertes Präparat keine Sicherheit gegenüber einem, den kontrazeptiven Schutz in Frage stellenden, Wirkverlust bietet.

Zu empfehlen ist in solchen Fällen ein kontinuierlich appliziertes Kombinationspräparat, wobei hier die durch enzymatische Hemmung zustande kommende Kumulation der Steroide therapeutisch genutzt wird.

**!** Reine Gestagenpräparate dürften hinsichtlich der Zuverlässigkeit ihrer Wirkungen unter Antiepileptika keinen ausreichenden Schutz vor Schwangerschaft gewährleisten.

### Vorurteile der Anwenderinnen

Die große Gruppe harmloser Befindlichkeitsstörungen, die mit der Einnahme oraler Kontrazeptiva in Zusammenhang gebracht werden, spiegelt weniger endokrine und pharmakologische Effekte der Sexualsteroide, als vielmehr die Vorurteile ihrer Anwenderinnen wider.

Die bei Patientinnen mit prämenstruellem Syndrom bereits schwierige Zuordnung der subjektiv dem Zyklus attribuierten Beschwerden zum tatsächlichen Zyklusverlauf (Teichmann u. Mitarb. 1988) gestaltet sich bei Patientinnen mit Ovulationshemmern noch um einiges diffiziler.

Goldzieher u. Mitarb. führten bereits 1971 eine Doppelblindstudie zur Objektivierung vegetativer Beschwerden bei Pilleneinnehmerinnen durch. Dabei wurde deutlich, daß lediglich im ersten Behandlungszyklus bei höher dosierten Präparaten vermehrte Reizbarkeit auftrat. Im übrigen waren keine Unterschiede zwischen Verum- und Plazebogruppe zu erkennen. Hinsichtlich der häufig geklagten Gewichtszunahme zeigte sich die Ovulationshemmereinnahme sogar als günstig.

Auch Untersuchungen mit *Plazebo*präparaten, die als besonders stark wirksame Ovulationshemmer angekündigt wurden, belegen, daß nicht so sehr die Inhaltsstoffe an sich, als vielmehr die Erwartungshaltung der Patientinnen die Nebenwirkungsrate bestimmen (Aznar-Ramos u. Mitarb. 1969).

Vorbehaltlich der Schwierigkeiten der Erhebung psychologischer Variabler und ihrer Reproduzierbarkeit scheinen die Wirkungen *gesta-gen*dominanter Kontrazeptiva auf das Befinden von Frauen mit prämenstrueller Symptomatik günstiger zu sein als solche *estrogen*betonter Präparate.

Ein Beweis für den Einfluß von Ovulationshemmern auf das Sexualverhalten und die *Libido* konnte entgegen zahlreichen Vermutungen bisher nicht erbracht werden.

### HNO-Erkrankungen

Während das Hörvermögen durch orale Kontrazeptiva keine Veränderung erfährt, ist immer wieder behauptet worden, daß im besonderen der *Hörsturz* durch kontrazeptive Steroide ausgelöst werden könnte. Ein Beweis für diese Behauptung konnte allerdings auch nicht erbracht werden. Gleiches gilt für die *Otosklerose.*

### Augenerkrankungen

Schwere Beeinträchtigungen des Sehvermögens, im Zusammenhang mit Ovulationshemmern, sind meistens thrombotischer Natur. Sowohl die *Retinathrombose,* als auch die Sinusvenenthrombose, aber auch funktionelle Durchblutungsstörungen der Netzhaut und der Nervi optici, können zu einem passageren, in ungünstigen Fällen auch bleibenden, Verlust der Sehkraft führen. Selbstverständlich ist in solchen Fällen der Gebrauch oraler Kontrazeptiva nicht mehr indiziert.

Ein häufiges Symptom ist die *Keratoconjunctivitis sicca,* welche durch einen verminderten Tränenfluß ausgelöst und gehäuft bei ovulationshemmereinnehmenden Patientinnen beobachtet wird.

Veränderungen des Augeninnendruckes bis hin zur Entwicklung eines **Glaukoms,** sind zwar nicht streng mit dem Gebrauch von Ovulationshemmern korreliert, sollten jedoch im Einzelfalle zu regelmäßigen ophthalmologischen Kontrollen Anlaß geben.

### Ovulationshemmer und Neoplasien

Obwohl überzeugende Daten vorliegen, aus denen abzuleiten ist, daß auch die langjährige Einnahme hormonaler Kontrazeptiva *nicht* zu einer Erhöhung des Risikos, vor allem an malignen Neoplasien zu erkranken, führt, ist doch die diesbezügliche Besorgnis bei Laien, aber auch im Kreise der Ärzte, groß.

So erfahren Hinweise auf eine ätiologische Rolle der Sexualhormone bei der Tumorentstehung stets große allgemeine Beachtung und werden auch angesichts klarer epidemiologischer Zahlen zumeist grob *überbewertet*.

Beispielsweise besteht eine offenkundige Neigung, isolierte Befunde aus molekularbiologischen oder tierexperimentellen Untersuchungen auf die Verhältnisse und Bedingungen beim Menschen ohne die nötige kritische Distanz zu übertragen.

Das bekannteste Beispiel hierfür ist die Anfang der 70er Jahre von der Amerikanischen Gesundheitsbehörde publizierte Empfehlung, auf Gestagene der Pregnanreihe in der Therapie, vor allem in Ovulationshemmern zu verzichten, da ein vermehrtes Auftreten maligner Brusttumoren bei Beagle-Hündinnen beobachtet worden war. Dabei wurde entscheidenden Unterschieden in der Physiologie der hormonellen Stimulation des duktalen und lobulären Zellwachstums der Brust beim Beagle-Hund im Gegensatz zum Menschen keine ausreichende Beachtung geschenkt (Etreby u. Mitarb. 1979).

Auch wenn heute Daten vorliegen, die eine Förderung des Wachstums bösartiger Brusttumoren durch **Gestagene der Pregnanreihe** nahezu ausschließen, haben doch kombinierte orale Kontrazeptiva aufgrund tierexperimenteller Untersuchungen eine Entwicklung in Richtung auf Kombinationen mit 19-Nortestosteronderivaten genommen.

Auch der jüngst mitgeteilte Befund einer vermehrten Adduktbildung von Leberzellen unter **Cyproteronacetat** hat eine Welle der Besorgnis und offizielle Schritte von seiten der Deutschen Gesundheitsbehörde ausgelöst. Ohne Ansehen der Tatsache, daß die Bildung von DNA-Addukten zwar in einem theoretischen Modell der Tumorentstehung eine Rolle spielen kann, insgesamt aber einen höchst alltäglichen physiologischen Vorgang darstellt, der zahlreiche, auch in der Nahrung enthaltene Stoffe betrifft, wurde auf eine erhöhte Gefährdung von Patientinnen, an einem Leberzellkarzinom zu erkranken, geschlossen. Die tatsächlichen Erkrankungsraten am Leberzellkarzinom allerdings sind so niedrig (Kap. Lebertumoren), daß eine relevante Risikoerhöhung nahezu ausgeschlossen ist.

### Protektive Effekte

Während Berichte über die Gefährdung von Frauen, die orale Kontrazeptiva einnehmen, an einem bösartigen Tumor zu erkranken, trotz klarer Datenlage große Publizität erfahren, wird oft über ganz eindeutige protektive Effekte hinweggesehen. Gemeint sind das Endometrium- und das Ovarialkarzinom, welches eine relevante Häufigkeit, auch im reproduktionsfähigen und frühen postmenopausalen Alter, aufweist.

> **!** Eine kritische Haltung gegenüber potentiellen kanzerogenen Wirkungen von Sexualsteroiden ist angesichts ihrer Verbreitung und der zur Verfügung stehenden Alternativen der Schwangerschaftsverhütung, unerläßlich.

Kritisch aber heißt in diesem Zusammenhang, sowohl sich der bewährten Regeln wissenschaftlicher Schlußfolgerungen nach sorgfältiger Recherche des Datenmateriales zu bedienen, als auch negativen und in derselben Weise positiven Effekten nachzugehen und diese qualitativ, wie auch quantitativ, gegeneinander abzuwägen. Eine solche *intellektuelle* Vorgehensweise ist gerade in Bereichen unerläßlich, die von starker Emotionalität, vor allem im Kreise der Anwenderinnen, belastet sind.

Der durch unvorsichtige Extrapolation von Befunden und voreilige Publikation, sowie deren unwissenschaftliche Interpretation verursachte Schaden dürfte, angesichts wachsenden öffentlichen Mißtrauens gegenüber Medikamenten (im besonderen Hormonen), bereits in der Vergangenheit beträchtlich sein.

### Rolle der Sexualhormone

Anders als bei den mit Ausnahme der Arteriosklerose akut auftretenden kardiovaskulären Erkrankungen, vergehen von der eigentlichen Entstehung bis zur klinischen Diagnose der meisten malignen Neubildungen Jahre bis Jahrzehnte. Die Identifizierung spezifischer Ursachen der Krebsentstehung ist daher nur retrospektiv möglich und methodisch äußerst schwierig. Da mitunter zahlreiche Faktoren an der Malignisierung von Zellen beteiligt sind, ist die Rolle der Sexualhormone in einem hypothetischen Bedingungsgefüge nur schwer einzuschätzen. Auch die Frage, ob Sexualhormone sich als *Förderer* des Tumorwachstums auswirken können, ob sie *direkt* aufgrund endokriner Wirkungen an der Tumorzelle oder *indirekt* über auto- und parakrine Mechanismen (wie die Freisetzung von Wachstumsfaktoren) die Reproduktionszeiten der Tumorzellen beeinflussen, ist schwierig und auch nur unter Zuhilfenahme von Hypothesen zu beantworten.

Die klinische **Bewertung** muß sich im wesentlichen auf Daten aus Kohorten- und Fallkontrollstudien beziehen, deren Aussagekraft, wie auch bei der Beurteilung des Risikos kardiovaskulärer Erkrankungen, von zahlreichen Irrtumsmöglichkeiten beeinträchtigt wird. So ist nicht alleine die absolute und relative Häufigkeit einer Tumordiagnose für die Beurteilung des Hormoneffektes relevant, sondern auch der Vergleich der Tumorstadien, aus welchen im übrigen auch auf die in den verschiedenen Gruppen angewandte diagnostische Sorgfalt geschlossen werden kann.

Des weiteren sollte stets daran gedacht werden, daß die verfügbaren epidemiologischen Daten in der großen Mehrzahl, angesichts der Entwicklungszeit bösartiger Tumoren, zumindest hinsichtlich der Kanzerogenität den Einfluß von Präparaten widerspiegeln, die heute nur noch eingeschränkt Verwendung finden.

### *Ovarialtumoren*

Da Ovulationshemmer dosisabhängig Follikelreifung und Ovulation unterdrücken ist es verstehbar, daß sie die Rate funktioneller, aus Follikeln oder Corpora lutea entstehender Zysten, vermindern. Die Inzidenz gutartiger Blastome dagegen verändert sich durch Ovulationshemmer nicht (Vessey u. Mitarb. 1987). Dennoch trägt auch eine Verminderung des Risikos funktioneller Ovarialzysten zu einer Reduktion der Morbidität bei ovulationshemmereinnehmenden Patientinnen bei, indem die, zumeist zur Hospitalisation führenden Sekundärkomplikationen (Stieldrehung, Ruptur, Blutung, diagnostische Exstirpation), seltener werden (Ory u. Mitarb. 1974).

### Hypothese

Die Hypothese, daß auf dem Wege der Suppression ovarieller Aktivität, Ovulationshemmer, ebenso wie die Schwangerschaft einen protektiven Effekt gegenüber dem Auftreten von **Ovarialkarzinomen** haben könnten, ist trotz weiter Verbreitung fraglich. Zum einen ist bekannt, daß auch nichtkontrazeptiv wirkende Estrogen-/Gestagen-Kombinationen in Substitutionspräparaten die Inzidenz des Ovarialkarzinoms halbieren, zum anderen scheint ein Schutzeffekt bei langfristiger Anwendung von Depot-Medroxyprogesteronacetat, das ebenfalls sicher die Ovulation zu hemmen vermag, nicht zu bestehen (WHO 1991).

An der Tatsache, daß Ovulationshemmer das relative Risiko, an einem Ovarialkarzinom zu erkranken, fast halbieren, dieser Effekt mit der Dauer der Anwendung positiv korreliert und nach Absetzen über Jahre fortbesteht, besteht heute allerdings kaum ein Zweifel mehr (Tab. **14**).

Der protektive Effekt erstreckt sich auch auf niedrig dosierte Präparate (Hankinson u. Mitarb. 1992).

Tab. **14**  Ovulationshemmer und Ovarialkarzinom – Fallkontrollstudien (mod. nach Vessey 1989)

| Autor | Jahr | Land | Alters-gruppe | Zahl | RR | Persistenz des pro-tektiven Effekts | Zunahme des Effekts mit An-wendungs-dauer |
|---|---|---|---|---|---|---|---|
| Newhouse u. Mitarb. | 1977 | UK | alle | 300 | 0,6 | | |
| Casagrande u. Mitarb. | 1979 | USA | 25 – 49 | 150 | 0,7 | + | |
| Weiss u. Mitarb. | 1981 | USA | 35 – 54 | 112 | 0,6 | + < 3 J. | |
| Willett u. Mitarb. | 1981 | USA | 30 – 55 | 47 | 0,8 | – | |
| Hildreth u. Mitarb. | 1981 | USA | 45 – 74 | 62 | 0,5 | | |
| Rosenberg u. Mitarb. | 1982 | USA | bis 59 | 136 | 0,6 | + | + 10 J. |
| Cramer u. Mitarb. | 1982 | USA | bis 59 | 144 | 0,4 | + < 3 J. | + 10 J. |
| La Vecchia u. Mitarb. | 1986 | I | bis 60 | 209 | 0,6 | + | + 6 J. |
| Cancer and Steroid Hor-mones Study | 1987 | USA | 20 – 54 | 546 | 0,6 | + | + 15 J. |

Eine Ausnahme bildet das **muzinöse** Ovarialkarzinom, das ebensowenig wie nicht epitheliale Tumoren (z. B. Stroma-, Keimzelltumoren und Sarkome) durch Ovulationshemmer *un*beeinflußt bleiben.

Das anamnestische Ovarialkarzinom selbst stellt *keine* Kontraindikation gegen die Anwendung, vor allem von Estrogenen zur Hormonsubstitution dar. Sollte in seltenen Fällen die klassische chirurgische Primärtherapie nicht durchgeführt worden und zumindest Uterus und ein Ovar erhalten geblieben sein, ist gegen die Anwendung oraler Kontrazeptiva nichts einzuwenden.

### *Uterustumoren*

Mit Ausnahme höher dosierter, stark estrogenbetonter Präparate, wird durch Ovulationshemmer (besonders die niedrig dosierten Kombinationspräparate) das Wachstum von **Myomen** nicht gefördert. Es gibt sogar Hinweise für eine erniedrigte Inzidenz (Ross u. Mitarb. 1986). Auf die Entstehung und das Wachstum von Uterussarkomen haben Ovulationshemmer keinen Einfluß (Schwarz u. Thomas 1989).

### *Zervixkarzinom*

Ätiologie und Pathogenese des Zervixkarzinoms und seiner Vorstufen werden von zwei Einflußfaktoren dominiert: Die Infektion mit humanen Papillomaviren, vor allem der Typen 16 und 18 und das Rauchen (Hesla u. Mitarb. 1989; Negrini u. Mitarb. 1990).

Beide *Risikofaktoren* finden sich gehäuft bei Einnehmerinnen oraler Kontrazeptiva, so daß dieser Umstand bei der Deutung ovulationshemmerassoziierter Inzidenzraten Berücksichtigung finden muß. Auch unter Einbeziehung der genannten Variablen scheinen Ovulationshemmer das Risiko der Entstehung **zervikaler Neoplasien** zu vermehren. Selbst wenn approximativ mit einer Verdoppelung des relativen Risikos der Entwicklung einer zervikalen Präkanzerose zu rechnen ist, wird doch dieser Umstand dadurch relativiert, daß die allgemein gültigen Empfehlungen bei der Ovulationshemmerverordnung eine regelmäßige Entnahme zervikaler Abstriche beinhalten.

Es dürfte das tatsächliche Risiko, ein Plattenepithelkarzinom aus einer Vorstufe heraus zu entwickeln, extrem gering sein, vorausgesetzt, daß eine sachgerechte *Früherkennung* durchgeführt und die notwendigen Konsequenzen gezogen werden.

Aus Studien mit Estrogen- und Gestagenpräparaten zur Substitution ist bekannt, daß die Rate an **Endometriumkarzinomen** unter Anwendung kombinierter Präparate, vor allem durch den Einfluß des *Gestagens* deutlich vermindert wird.

**!** Die Vermeidung endometrialer Hyperplasien durch dauerhaften Gestageneinfluß oder durch die Induktion regelmäßiger Abbruchblutungen scheint von entscheidender Bedeutung für die Verhütung von Endometriumkarzinomen zu sein.

Dabei kommt offenbar der Dauer des Gestageneinflusses eine größere Rolle zu, als seiner Dosierung, sofern sie oberhalb eines substanzspezifischen Grenzwertes angesiedelt ist.

Da die Gestagenphase auch in den erhältlichen Sequenzpräparaten mindestens 15 Tage beträgt, sind Ovulationshemmer jedweder Bauart in der Verhinderung endometrialer Hyperplasien besonders *effektiv*. Dieses findet seinen Niederschlag in einer von der Einnahmedauer abhängigen und die Zeit der Einnahme überschreitenden Reduktion des relativen Risikos, ein Endometriumkarzinom zu entwickeln (Tab. **15**).

Tab. **15**  Ovulationshemmer und Endometriumkarzinom – Fallkontrollstudien (mod. nach Vessey 1989)

| Autor | Jahr | Land | Altersgruppe | Zahl | RR | Persistenz des protektiven Effekts | Zunahme des Effekts mit Anwendungsdauer |
|---|---|---|---|---|---|---|---|
| Weiss u. Sayvetz | 1980 | USA | 35 – 54 | 117 | 0,5 | + 2 J. | > 1 J. |
| Kaufmann u. Mitarb. | 1980 | USA | bis 59 | 154 | 0,5 | + 5 J. | + |
| Kelsey u. Mitarb. | 1982 | USA | 45 – 74 | 167 | 0,6 | | + |
| Hulka u. Mitarb. | 1982 | USA | bis 59 | 79 | 0,4 | – | + |
| Henderson u. Mitarb. | 1983 | USA | bis 45 | 127 | 0,5 | | + |
| La Vecchia u. Mitarb. | 1986 | I | bis 60 | 170 | 0,6 | | |
| Cancer and Steroid Hormones Study | 1987 | USA | 20 – 54 | 433 | 0,6 | + 15 J. | + |

### *Mammatumoren*

Ovulationshemmer reduzieren das Risiko **gutartiger** Brusttumoren in Abhängigkeit von Stärke und Dauer des Gestageneinflusses. Kein Effekt ist hinsichtlich der Ausbildung atypischer Veränderungen, vor allem der Milchgangsepithelien, zu erkennen (Huggins u. Guintoli 1979). *Estrogene* fördern ohne Zweifel die Mitoserate, vor allem des duktalen Epithels. *Gestagene* haben hier in den üblichen Konzentrationen, auch in der Zellkultur, keinen Einfluß (van der Burg u. Mitarb. 1992). Biochemische Befunde sprechen dafür, daß die Wirkung von Estrogenen auf das Brustdrüsengewebe durch Wachstumsfaktoren vermittelt wird (IGF, EGF, TGF-alpha und andere). Ob hieraus der Schluß zu ziehen ist, daß Estrogene als Promotoren des Tumorwachstums anzusehen sind, ist fraglich.

### Risiko

Wider alle pathophysiologische Spekulation, die allenfalls in Analogieschlüssen münden kann, besteht kein empirischer Anhalt, der dafür spräche, daß die Einnahme von Ovulationshemmern das Risiko, an einem Mammakarzinom zu erkranken, erhöhte.

❗ In keiner der bisher publizierten Kohortenstudien ist eine positive Assoziation des Mammakarzinom-Risikos mit der Einnahme oraler Kontrazeptiva gefunden worden.

Lediglich in Fallkontrollstudien ist die Vermutung geäußert worden, daß bestimmte Untergruppen von Ovulationshemmereinnehmerinnen eine Risikovermehrung erfahren könnten. Die eingehende Analyse dieser Untergruppen jedoch (Kuhl 1994) zeigt die Inkonsistenz diesbezüglicher Befunde.

So bleibt es bei der bis heute unbewiesenen *Hypothese,* daß, wenn überhaupt, allenfalls sehr **junge** Patientinnen, die vor ihrer ersten Schwangerschaft mit der Pilleneinnahme begonnen haben, eine marginale Erhöhung der Wahrscheinlichkeit erfahren könnten, daß sie im weiteren Verlauf ein Mammakarzinom entwickeln. Allerdings ist gerade in der genannten Altersgruppe die Prävalenzrate des Mammakarzinoms so gering, daß die Irrtumswahrscheinlichkeit dieser und ähnlicher Hypothesen inakzeptabel hoch ist. Die meisten der publizierten Fallkontrollstudien bestätigen die Null-Hypothese.

Gegen eine vermehrte *Gefährdung* bei Pilleneinnahme in jungen Jahren spricht auch die Tatsache, daß trotz langandauernder Einnahme hochdosierter Ovulationshemmer bei **älteren** Frauen kein erhöhtes relatives Risiko gefunden werden konnte, obwohl gerade in diesem Kollektiv, aufgrund der mit dem Alter ansteigenden Prävalenzrate, mit aussagekräftigen Ergebnissen gerechnet werden kann.

In diesem Zusammenhang wird zur Verdeutlichung der epidemiologischen Problematik die Studie von Ewerts (1992) häufig zitiert, die aus Personenstandsregistern in Dänemark Kontrollen für tatsächlich an Brustkrebs erkrankte Patientinnen rekrutierte und zu dem Ergebnis kommt, daß Lebensalter und Einnahmedauer zwar nicht, jedoch der Wohnort als Risikodeterminante anzusehen ist. Demnach würde die Pille in ländlichen Gegenden das Mammakarzinom-Risiko erhöhen, während in Kopenhagen mit einem relativen Risiko von 0,5 ein beachtlicher Schutzeffekt resultierte.

**!** Aufgrund der intensiveren ärztlichen Betreuung allerdings von Patientinnen, die Ovulationshemmer einnehmen, scheint das Stadium, in dem das Karzinom diagnostiziert wird, in dieser Gruppe von Frauen niedriger und damit die Prognose besser zu sein (Vessey u. Mitarb. 1983).

### Manifestation

Zur Frage der *Kontrazeption* bei behandeltem Mammakarzinom gibt es eindeutige Stellungnahmen der Fachgesellschaften, aus denen die nachdrückliche Empfehlung hervorgeht, auf den Gebrauch estrogenhaltiger Kontrazeptiva zu verzichten. Allerdings beruht diese Beurteilung auf theoretischen Überlegungen, während die in der Literatur veröffentlichten Daten eine solche Hypothese nicht stützen (Gabins u. Mitarb. 1988). Auch für eine Unterscheidung estrogenrezeptorpositiver und -negativer Mammakarzinome hinsichtlich ihrer Rezidivneigung unter Ovulationshemmern gibt es keine schlüssigen Befunde, die hier eine unterschiedliche Bewertung begründen könnten.

**!** Ob exogene Sexualsteroide bei Frauen mit intaktem Zyklus tatsächlich die Prognose des Karzinoms verschlechtern können, bleibt somit fraglich.

Dies steht nicht im Widerspruch zu der Beobachtung, daß eine Suppression der ovariellen Aktivität durch GnRH-Analoga die Prognose des Mammakarzinoms bei prämenopausalen Frauen zu verbessern in der Lage sind, ebenso wie die Tatsache, daß die Gabe eines schwachen

Estrogens (⇔ Antiestrogens) an postmenopausale Frauen eine Verlängerung der mittleren Überlebenszeit zu bewirken scheint.

### Lebertumoren

Das gutartige *Leberzelladenom* tritt gehäuft in der Schwangerschaft auf. Mit einer jährlichen Inzidenz von 3–4 auf 100 000 Frauen ist es außerordentlich selten. Durch die Einnahme estrogenhaltiger hormonaler Kontrazeptiva wird das Risiko der Entwicklung eines Leberzelladenoms verdrei- bis vierfacht (Rooks u. Mitarb. 1979). Unter Ovulationshemmern, wie auch in der Schwangerschaft entstandene Leberzelladenome, sind nach Sistieren des Steroideinflusses rückbildungsfähig. Ihre klinische Bedeutung besteht vor allem in ihrem Gefäßreichtum und der Gefahr einer Ruptur, die zu lebensbedrohlichen Blutungen führen kann.

Vom Leberzelladenom ist die *fokale nodulare Hyperplasie* zu unterscheiden, bei der es sich um eine Gallengangsproliferation und nicht um ein Wachstum von Hepatozyten handelt. Der Einfluß von Ovulationshemmern auf die Entwicklung dieser Erkrankung ist hypothetisch (Matthieu u. Mitarb. 1989).

❗ Dennoch wird vorsichtshalber die fokale noduläre Hyperplasie als Kontraindikation gegen Ovulationshemmer angesehen.

Die als Gefäßkrankheit anzusehende Erweiterung der Lebersinusoide *(Peliosis hepatis)* scheint im Zusammenhang mit oralen Kontrazeptiva stehen zu können. Auch hier fehlen verläßliche Daten, so daß ebenfalls vorsichtshalber von dem Gebrauch oraler Kontrazeptiva abgeraten werden sollte.

Etwa um Faktor 10 seltener als das Leberzelladenom sind *Leberzellkarziome*. Alkoholismus, Hepatitiden, vor allem Typ B und toxische Substanzen (z. B. Aflatoxine), gelten als wesentliche Risikoinduktoren. In Bevölkerungen mit niedriger Prävalenz des Leberzellkarzinoms scheinen Ovulationshemmer die jährliche Inzidenz auf etwa 13 pro 1 000 000 Frauen steigern zu können (Sillem u. Teichmann 1991; Hammerstein 1987). Unerklärt ist dagegen die Tatsache, daß in Populationen mit hoher Prävalenz des Leberzellkarzinoms kein Einfluß hormonaler Kontrazeptiva auf die Inzidenz festgestellt werden kann (Molina u. Mitarb. 1989).

Allerdings muß eingeräumt werden, daß angesichts der extrem niedrigen Prävalenzraten, auch der gutartigen Lebertumoren, aussagefähige Statistiken, die das tatsächliche Ausmaß einer möglichen Risikoerhöhung verläßlich wiedergeben, nicht zur Verfügung stehen. Das Dilemma ist im Falle des Leberzellkarzinoms am größten. Darüber hinaus stammen Informationen über Lebertumoren und Ovulationshemmer sämtlich aus Erhebungen mit hoch- und mittelhoch dosierten Präparaten. Ob in gleicher Weise auch mit einer Risikoerhöhung bei niedrig dosierten Ovulationshemmern gerechnet werden muß, ist nicht Gegenstand systematisierter Erfahrung.

!  Für ein vermehrtes Auftreten von bösartigen Erkrankungen der Gallenwege und der Gallenblase unter Ovulationshemmern gibt es keinen Anhalt.

### *Malignes Melanom*

Entgegen der aus der Walnut-Creck-Studie stammenden Annahme, Ovulationshemmer könnten das Risiko, an einem malignen Melanom zu erkranken, erhöhen, muß heute aufgrund neuerer epidemiologischer Daten davon ausgegangen werden, daß es *keinen* ätiologischen Zusammenhang zwischen kontrazeptiven Steroiden und den malignen Melanomen gibt. So müssen Ovulationshemmer weder als Risikofaktor in der Entstehung, noch als kontraindiziert bei Vorhandensein dieser Erkrankung angesehen werden.

# Kontrazeption mit Gestagenen

### Anwendungsgebiete

Bei Kontraindikationen gegen estrogenhaltige hormonale Kontrazeptiva, aber auch für Frauen, die eine hormonale Kontrazeption mit möglichst geringen Mengen synthetischer Steroide wünschen, bietet sich die Verwendung reiner Gestagenpräparate an. Zudem sind diese besonders für Patientinnen während der Stillzeit, ältere Patientinnen und mit Einschränkung auch für Raucherinnen geeignet.

Ihre Zuverlässigkeit steht, je nach Applikationsform und Genauigkeit der Anwendung, derjenigen der kombinierten Ovulationshemmer kaum nach; allerdings muß mit einer höheren Rate an *Blutungsstörungen* gerechnet werden.

### Präparate

Als Präparate stehen in oraler Form zur Verfügung: Levonorgestrel 0,03 mg, Lynestrenol 0,50 mg, Norethisteron 0,35 mg, sowie im Ausland Ethinodioldiacetat 0,35 mg und Quingestanol 0,3 mg.

Intramuskulär zu injizieren und als Depot-Präparat verwendbar sind Norethisteronenantat und Medroxyprogesteronacetat.

In Deutschland noch nicht verfügbar, aber insgesamt weit verbreitet, sind levonorgestrelhaltige Silastikstäbchen zur subkutanen Implantation sowie levonorgestrelhaltige Vaginalringe und progesteronmedizierte Intrauterinpessare (Kap. IUD).

### Ovulation

Gestagenmonopräparate gewährleisten (mit Ausnahme von Depot-Medroxyprogesteronacetat) keine sichere Ovulationshemmung. Es spricht zwar vieles dafür, daß in etwa der Hälfte der Zyklen eine Ovulation nicht stattfindet, und der mittzyklische Anstieg von LH und FSH supprimiert wird, jedoch muß davon ausgegangen werden, daß die wesentliche kontrazeptive Wirkung in der Peripherie stattfindet. Der auffälligste periphere Effekt ist die Veränderung des Zervixschleimes im Sinne einer Viskositätserhöhung mit geringer Spinnbarkeit und hohen

Hyalinsäurekonzentrationen. Die Penetrierbarkeit durch Spermien ist deutlich reduziert, so daß entweder keine Penetration stattfindet oder aber die Motilität der penetrierenden Spermien erheblich vermindert ist (Martinez-Manautou u. Mitarb. 1967; Kesseru-Koos 1971). Allerdings hält die Wirkung der Gestagene auf den Zervixschleim nur kurze Zeit an und beginnt bereits innerhalb von 24 Stunden deutlich nachzulassen.

### Endometrium

Der Einfluß von kontrazeptiven Gestagenen auf das Endometrium ist außerordentlich *variabel.* Es finden sich neben Atrophie, gehemmter Proliferation, Proliferation und irregulärer sekretorischer Aktivität, wenn auch in geringem Umfang, Endometrien mit normaler sekretorischer Transformation (Kim-Bjorklund u. Mitarb. 1991). Hieraus kann abgeleitet werden, daß zwar Störungen der *Implantation* der Blastozyste wahrscheinlich, keineswegs aber sicher sind, so daß nur bedingt von einer zuverlässigen Implantationshemmung unter Gestagen-Monopräparaten ausgegangen werden kann.

### Tuben

Eine Reduktion der Anzahl von Zilien der Tubenschleimhaut, und damit eine *Behinderung* des *Eitransportes* durch die Tube, wird allgemein als weiterer peripherer Wirkmechanismus der Gestagene postuliert (Fotherby 1989). Allerdings finden sich nicht in allen Studien konkordante Ergebnisse (Kim-Bjorklund u. Mitarb. 1991).

**❗** Somit muß davon ausgegangen werden, daß jede einzelne kontrazeptive Wirkung der Gestagene für eine sichere Schwangerschaftsverhütung nicht ausreichend ist, in der Summe jedoch eine hinreichende Zuverlässigkeit resultiert, ohne daß eine klare Gewichtung der einzelnen Mechanismen erfolgen könnte.

### Sicherheit

Es ist daher verstehbar, daß in Grenzbereichen exakter Anwendung und bei Frauen mit konstitutionellen Besonderheiten, vor allem hohem Körpergewicht, die Schwangerschaftsraten bei oraler Anwendung etwas höher zu veranschlagen sind, als unter kombinierten oralen Kontrazeptiva. Dies gilt naturgemäß nur mit Einschränkung für Applikationsarten mit geringem Patientenfehler (Depot-Präparate, Implantate, Vaginalringe), wobei die Sicherheit des Depot-Medroxyprogesteronacetats aufgrund seiner ovulationshemmenden Wirkung unbestritten ist. Die hauptsächlichen Zielgruppen für Gestagene (stillende und Patientinnen in höherem Lebensalter) weisen im übrigen eine reduzierte Fertilität auf, so daß eine geringgradige, methodenbedingte *Einbuße* der Zuverlässigkeit bei diesen Patientinnen unter Umständen akzeptabel ist.

### Extrauteringravidität

Sollte es unter Gestagenpräparaten zu einer Schwangerschaft kommen, so ist mit 10% die Rate ektopen Sitzes gegenüber der Norm deutlich *erhöht*. Dies impliziert zwar absolut gesehen keine Steigerung der Ektopierate, bedeutet aber klinisch, daß im Falle eines Methoden- oder Anwendungsversagers besonders nachhaltig die Möglichkeit einer Extrauteringravidität diagnostisch *abgeklärt* werden muß. Die Vorgeschichte einer ektopen Schwangerschaft wird allgemein nicht als Kontraindikation gegen den Gebrauch von Gestagenpräparaten angesehen.

### Frühschwangerschaft und Fertilität

Bei Fortsetzung der Einnahme von Gestagenen während der Frühschwangerschaft besteht ebensowenig wie bei der Einnahme kombinierter hormonaler Kontrazeptiva eine erhöhte Fehlbildungs- oder Abortrate. Weder für Gestagene noch für kombinierte Kontrazeptiva sind nach übereinstimmender Literaturbewertung (Simpson u. Philipps 1990) ein erhöhtes Risiko kongenitaler Fehlbildungen zu erwarten. (Dies betrifft Herzfehler, Deformitäten der Gliedmaße, Fehlbildungen des Genitales, Neuralrohrdefekte, Hydrozephalus, Ösophagusatresien, Polydaktylie, kongenitale Abnormitäten insgesamt einschließlich Chromosomenaberrationen und Genmutationen.)

Ebensowenig wie bei kombinierten oralen Kontrazeptiva ist auch bei oraler Anwendung von Gestagenen mit einer wesentlichen Verzögerung der Rückkehr der Fertilität nach Absetzen zu rechnen. Eine Ausnahme bildet hier *Depot-MPA* (Medroxyprogesteronacetat), da bis zu einem Jahr nach der letzten Injektion die Substanz in absteigenden Serumkonzentrationen nachgewiesen werden kann. Somit eignet sich Depot-MPA nicht für eine kurzfristige Unterbrechung der Fertilität.

### Stoffwechsel

Stoffwechseleffekte hormonaler Kontrazeptiva unter Einschluß der Wirkungen von Gestagenen sind ausführlich im entsprechenden Kapitel abgehandelt worden.

Für die Bewertung metabolischer Wirkungen reiner Gestagenpräparate sind zwei Umstände von Bedeutung. Zum einen ist die *Dosis* identischer Substanzen, sowohl bei oraler, als auch bei parenteraler Anwendung, um Faktor 2 bis 4 niedriger als in kombinierten oralen Kontrazeptiva. Zum anderen sind meßbare hepatische Effekte nur von *oral* gegebenen Präparaten aufgrund der ausführlich erörterten Physiologie zu erwarten, während parenterale Gestagene hier eine für praktische Belange zu vernachlässigende Wirkung ausüben.

Zahlreiche Untersuchungen haben gezeigt, daß Gestagenmonopräparate keine ausgeprägten Effekte auf den *Fettstoffwechsel* haben. Geringgradige Erniedrigungen von der HDL- und HDL2-Cholesterinkonzentration und ihrer Apoproteine A I und A II sind inkonsistent und nicht von klinischer Bedeutung.

Gleiches gilt für die Interferenz mit dem *Kohlenhydratstoffwechsel.* Eine Indikationseinschränkung für Diabetikerinnen besteht nicht.

Ebensowenig sind relevante Veränderungen des *Hämostasesystems* und der *Blutdruckregulation* gesehen worden. Aus theoretischen Gründen sollte allerdings an die antidilatatorische Potenz der Gestagene gedacht werden. Allerdings konnte in epidemiologischen Erhebungen keine Risikoerhöhung für kardiovaskuläre Erkrankungen unter Gestagenmonopräparaten gefunden werden. Auch Fallkontrollstudien ergaben keinen Hinweis auf einen Zusammenhang zwischen Herz-Kreislauferkrankungen und Gestagenen zur Kontrazeption.

**!** Daher kann mit der oben gemachten theoretischen Einschränkung die Kontrazeption mit reinen Gestagenen auch bei den typischen Risikopatientinnen für die kombinierten hormonalen Kontrazeptiva empfohlen werden. Hierzu zählen Patientinnen mit Hypertension, Thromboembolieneigung, Raucherinnen über 35 Jahre und Frauen mit vaskulärem Kopfschmerz.

### Neoplasien

Die Möglichkeit der Förderung von Neoplasien durch Gestagene in Monopräparaten ist weniger gut untersucht, als dies für kombinierte hormonale Kontrazeptiva gilt. Hinsichtlich des *Endometriumkarzinoms* bestehen keine ausreichenden Daten, ein geringgradiger protektiver Effekt scheint gegenüber dem epithelialen Ovarialkarzinom zu bestehen. Auch für das *Zervixkarzinom* und seine Vorstufen finden sich keine ausreichenden Daten in der Literatur, allerdings auch keine Hinweise auf ein erhöhtes Risiko.

Abgesehen von der Möglichkeit einer marginalen Erhöhung des *Brustkrebs*-Risikos bei Langzeitgebrauch von Depot-Medroxyprogesteronacetat vor dem statistisch ermittelten Alter von 25 Jahren und unter Vernachlässigung interferierender Variabler, wie z. B. des Stillens, finden sich keine Hinweise in den vorliegenden epidemiologischen Untersuchungen auf eine Erhöhung des Mammakarzinom-Risikos durch Gestagene in Monopräparaten. Aus theoretischen Erwägungen heraus ist ein günstiger Einfluß auf die Entstehung gutartiger Brusterkrankungen zu erwarten (Mc Can u. Potter 1994).

Aussagen über Leber-, kolorektale, Nieren-, Gallen-, Hypophysen- und Hauttumoren lassen sich aufgrund der Datenlage zur Zeit nicht machen. Eine klinisch relevante Risikoerhöhung erscheint, auch angesichts des limitierten empirischen Materials, unwahrscheinlich. Einen Einfluß auf Entstehung und Wachstum gutartiger *Lebertumoren* ist nicht belegt.

### Blutungsstörungen

Blutungsstörungen gehören zu den wichtigsten Begleiterscheinungen des Gebrauchs von Gestagenmonopräparaten.

Bei fast der Hälfte aller Frauen, die sich der oralen Kontrazeption mit Gestagenen bedienen, treten Menstruationsstörungen auf, wobei es sich praktisch um alle *Varianten* der Zyklusstörung handeln kann. Allerdings sind, bezogen auf die Zahl der Zyklen, nur etwa 20 % beeinträchtigt.

Vorwiegend kommt es zu kurz andauernden Zwischenblutungen. Verlängerungen der Menstruationsblutung und länger andauernde intermenstruelle Blutungen sind eher selten.

*Parenteral* applizierte, kontinuierlich gestagenfreisetzende *Depot*-Gestagene, Vaginal*ringe* und subkutane **Applikationsformen** führen, ebenso wie die oral eingenommenen Gestagene, häufig zu Zyklusstörungen. Allerdings ist die Amenorrhörate bei längerfristigem Gebrauch höher. Sie beträgt nach 2jähriger Behandlung mit Depot-Medroxyprogesteronacetat etwa 50 %.

Die Zugabe von **Estrogenen** (Injektion von 10 mg Estradiolvalerat oder orale Gabe von 20–60 µg Ethinylestradiol pro die) kann zwar bei der Coupierung von Blutungsstörungen hilfreich sein, gefährdet jedoch die kontrazeptive Sicherheit, mit Ausnahme derjenigen des ovulationshemmend wirkenden Depot-Medroxyprogesteronacetats. Da es sich häufig bei den Anwenderinnen von Gestagenpräparaten um Patientinnen handelt, bei denen eine absolute oder relative Kontraindikation gegen Estrogene besteht, ist eine solche Maßnahme stets kritisch zu prüfen.

### Vegetative Symptome

Eindeutige Hinweise auf vegetative Symptome, die mit Gestagen-monopräparaten assoziiert sein können, sind aus der Literatur, wie auch aus der klinischen Erfahrung, nicht abzuleiten. Es besteht möglicherweise eine gewisse Assoziation des Gestagengebrauchs mit depressiven Verstimmungen, Nervosität und Libidoverlust, einer moderaten Gewichtszunahme und in Abhängigkeit vom verwendeten Gestagen, eine mögliche Exazerbation einer Akne oder eines Hirsutismus.

### Einnahmemodalität

Ebenso wie bei Ovulationshemmern, sollte mit der Einnahme oraler Gestagenpräparate am ersten Tag der Regelblutung begonnen werden. Andernfalls ist eine zusätzliche empfängnisverhütende Methode, wenigstens für die ersten zwei Tage, zu empfehlen.

*Post partum* und während der Stillzeit kann jederzeit mit Einnahme der Gestagene begonnen werden.

Der *Wechsel* von kombinierten oralen Kontrazeptiva auf orale Gestagene sollte, ohne Einlage eines hormonfreien Intervalles, direkt im Anschluß an das letzte Verumdragee des Ovulationshemmers erfolgen. Im umgekehrten Falle wird empfohlen, die Einnahme kombinierter hormonaler Kontrazeptiva am ersten Tag der auf die Gestagen-Kontrazeption folgende Abbruchblutung zu beginnen.

Aufgrund der Wirkungsweise oraler Gestagene zur Kontrazeption sollte eine eingehende Beratung hinsichtlich der Einnahmegenauigkeit erfolgen.

**!** Der kontrazeptive Schutz ist nicht mehr gewährleistet, wenn die tägliche Einnahme um mehr als 3 Stunden verspätet stattfindet.

# Praxis der Verordnung hormonaler Kontrazeptiva

❗ Hormonale Kontrazeptiva, im besonderen Ovulationshemmer, gehören zu den pharmakologisch und epidemiologisch am besten untersuchten Medikamenten überhaupt.

Die bekannte Tatsache, daß es sich um Arzneimittel handelt, die der Prävention einer Schwangerschaft dienen und damit vorzugsweise an gesunde Patientinnen gegeben werden, stellt nicht nur besonders hohe Anforderungen an Sicherheit und Unbedenklichkeit der Präparate selbst, sondern auch an die Sorgfalt ihrer Verordnung.

Die Reduktion unerwünschter (nicht kontrazeptiver) Wirkungen basiert einerseits auf der Weiterentwicklung der Dosierung und Zusammensetzung der Präparate, andererseits auf dem, durch Wissen und Erfahrung modifizierten, Verordnungsverhalten der Ärzte.

Auch wenn die relative Unschädlichkeit oraler Kontrazeptiva, verglichen mit frei im Handel erhältlichen Genußmitteln wie Alkohol und Zigaretten, wiederholt Anlaß dazu gegeben hatte zu fordern, die Rezeptbindung dieser Medikamente aufzuheben, vermag ein solcher Analogieschluß nicht zu überzeugen.

Ihre Auswahl ist an Beratung und Kenntnis alternativer Methoden gebunden und ihre Eignung aufgrund persönlicher und medizinischer Beurteilung zu prüfen.

❗ Insofern ist die Entscheidung für die hormonale Kontrazeption nicht nur eine Sache persönlichen Willens, sondern auch objektiver, der medizinischen Beurteilung zugänglicher Umstände, die der fachmännischen Prüfung und Beratung bedürfen.

### Ärztliche Aufgabe

Nicht weniger wichtig als die körperliche *Untersuchung* ist die gründliche Erhebung einer *Anamnese.* Diese dient nicht nur der Erkennung etwaiger Risikofaktoren, sondern auch der Abschätzung von Art und Umfang notwendiger Erst- und Folgeuntersuchungen sowie der durchzuführenden Aufklärung (Tab. 16 u. 17). Neben den in Tab. 16 festgehaltenen Anamnesedaten sollte großer Wert darauf gelegt werden,

Tab. **16**   Anamnese-Schema

| Familien-Anamnese | Stoffwechselerkrankungen | Diabetes mellitus<br>Dyslipoproteinämie |
| --- | --- | --- |
| | kardiovaskuläre Erkrankungen | Thrombosen<br>Embolien<br>Herzinfarkt, zerebrale<br>  Insulte, Bluthochdruck |
| | Karzinome | Genitalkarzinome<br>Mammakarzinome |
| Eigen-Anamnese | kardiovaskuläre Erkrankungen | Thrombosen<br>Embolien<br>Hypertonie<br>Herzinfarkt<br>Herzvitien<br>Angiopathien |
| | Stoffwechselerkrankungen | Diabetes mellitus<br>Dyslipoproteinämien<br>Porphyrien |
| | Lebererkrankungen | Hepatitis<br>Cholestase |
| | neurologische Erkrankungen | zerebrovaskuläre Insulte<br>Kopfschmerzen<br>Migräne<br>zerebrale Anfallsleiden |
| | gastrointestinale Erkrankungen | Colitis ulcerosa<br>Morbus Crohn |
| | rheumatische Erkrankungen | |
| | Hauterkrankungen | Pigmentstörungen<br>Hirsutismus |
| | diätetische Faktoren | Zigaretten<br>Alkohol<br>Dauermedikation |
| | andere schwere Allgemein-erkrankungen | |
| spezielle Anamnese | Menarche | |
| | Zyklusmuster | |
| | zyklusassoziierte Symptome | |

*Fortsetzung nächste Seite*

Tab. 16   Anamnese-Schema *(Fortsetzung)*

|  |  |  |
|---|---|---|
|  | Schwangerschaften und ihre Komplikationen | Hypertonie Ikterus Thromboembolien Gestationsdiabetes |
|  | gynäkologische Erkrankungen | Endometriose Uterus myomatosus Ovarialtumoren |
|  | Erkrankungen der Brust |  |
|  | operative Eingriffe |  |
|  | Karzinome, Präkanzerosen |  |
| Familien-planung | Kontrazeptionswünsche | kurzfristig dauerhaft Erfahrung mit verschiedenen Methoden |
|  | Lebensumstände | geregelt problembelastet |

subjektive Einstellungen und Präferenzen von der Patientin selbst zu erfahren, da diese erfahrungsgemäß Verträglichkeit und Anwendungssicherheit der schließlich gewählten Methode wesentlich determinieren.

Sofern sich nicht aus der Anamnese die Notwendigkeit besonderer Aufmerksamkeit und weiterführender Untersuchungen ergibt, sollten bei der Erstverordnung eines hormonalen Kontrazeptivums die in Tab. 17 aufgeführten Untersuchungsschritte vorgenommen und zumindest summarisch dokumentiert werden.

Sollten die Untersuchungsbefunde Auffälligkeiten ergeben, sind weitere diagnostische Maßnahmen, wie z. B. Phasenkontrastmikroskopie, Bakteriologie, Sonographie, Mammographie und Hormonbestimmung zu veranlassen.

**!** Eine routinemäßige Bestimmung von Laborparametern ist nicht notwendig. Allerdings sollte bei Verdacht auf eine konstitutionelle Thromboseneigung ein Gerinnungsstatus, im besonderen die Bestimmung von ATIII, Protein C (aPC-Resistenz, Bloemenkamp u. Mitarb. 1995) und Protein S, veranlaßt werden.

Tab. 17   Erstuntersuchung vor Verordnung eines hormonalen Kontrazeptivums

| | | Risikofaktoren |
|---|---|---|
| *Anamnese* | | |
| Basiswerte | Größe | Adipositas? |
| | Gewicht | Adipositas? |
| | Blutdruck | Hypertonie? |
| | | |
| *Inspektion und Palpation* | | |
| Haut- und Anhangs-gebilde | Behaarungstyp | Hirsutismus? |
| | Hauttyp | Akne? Seborrhoe? |
| | sekundäre Geschlechts-merkmale | Virilisierung? |
| | | |
| Gefäßstatus | Venen | Varikosis? |
| | Arterien | AVK? |
| | | |
| Stoffwechselsystem | Lebergröße, -konsistenz | Zirrhose? |
| | | |
| endokrines System | Schilddrüse | Struma? |
| | | |
| gynäkologische Unter-suchung des Genital-systems | äußeres und inneres Genitale | Neoplasien? |
| | Zervixzytologie | Galaktorrhö? |
| | | sonstige pathologi-sche Infektionen? |
| | | Veränderungen? |

## Kontraindikationen

Der *Ausschluß* von Kontraindikationen (Tab. **18** u. **19**) gehört unabdingbar zum Standard der Ovulationshemmerverordnung. Die Unterscheidung in absolute und relative Kontraindikationen ist gewissen subjektiven Wertungen unterlegen und findet sich daher in verschiedenen Publikationen in unterschiedlicher Weise wieder. Kein Zweifel kann daran bestehen, daß Zustände erhöhter Thromboseneigung oder gar bestehende Thrombosen den Gebrauch estrogenhaltiger Kontrazeptiva verbieten.

Die Frage, ob z. B. eine vor vielen Jahren, im Zusammenhang mit einem *Trauma* aufgetretenen **Thrombose,** als absolute Kontraindikation angesehen werden muß, ist aufgrund wissenschaftlicher und klinischer Daten nicht eindeutig zu beantworten. Unter der Voraussetzung, daß die Patientin über mögliche Risikovermehrungen informiert ist und

Tab. 18 *Absolute* Kontraindikationen gegen hormonale Kontrazeptiva

| | Estrogen + Gestagen- Kombination | Gestagen- mono- präparate |
|---|:---:|:---:|
| hereditäre Thromboseneigung | + | – |
| thromboembolische Erkrankungen | + | – |
| Z. n. Herzinfarkt | + | – |
| Z. n. zerebrovaskulärem Insult | + | (–) |
| Z. n. Splenektomie mit Thrombozytose | + | – |
| schwer einstellbarer Hypertonus ($\geq 160/100$) | + | – |
| angeborene und erworbene Herzvitien | + | – |
| schwere Hypertriglyzeridämie | + | – |
| Diabetes mellitus mit Angiopathien | + | – |
| Dyslipoproteinämien mit Angiopathien | + | – |
| Lupus erythematodes | + | – |
| Tumoren (z. B. Mammakarzinome, Lebertumoren) | + | – |
| starkes Zigarettenrauchen ($\geq 10$ Zig./die) | + | – |
| Leberzelladenom | + | + |
| akute und chronische Lebererkrankungen | + | + |
| Porphyrien | + | + |
| cholestatische Erkrankungen | + | – |
| Antiphospholipid-Antikörper | + | – |
| Homozystinurie | + | – |

+ ja, – nein. Weitere absolute Kontraindikationen sind: Adipositas per magna, unregelmäßige Blutungen, Schwangerschaft, Krankheiten, die durch Sexualhormone negativ beeinflußt werden (Pemphigoid, Syndenham-Chorea).

konstitutionelle Thromboseneigungen ausgeschlossen sind, können nach sorgfältiger Abwägung und ausführlicher Dokumentation in den Krankenunterlagen ein niedrig dosierter Ovulationshemmer, in jedem Falle aber ein Gestagenpräparat verordnet werden.

Die Verbindung einer Thrombose mit einer adäquaten disponierenden *Pathologie* läßt, nach Ausschluß persistierender Störungen der Hämostase, durchaus die Annahme zu, daß keine prinzipielle Erhöhung der Thromboseneigung besteht, die durch Ovulationshemmer verstärkt werden könnte.

Auch die Frage der Verordnung von Ovulationshemmern im Falle von **Herzvitien** wird einer Einzelfallbeurteilung zu unterziehen sein.

Wenn eine **Antikoagulantienbehandlung** durchgeführt wird, ist die sichere Ovulationshemmung und die Vermeidung irregulärer Blu-

Tab. 19   *Relative* Kontraindikationen gegen hormonale Kontrazeptiva

| | Estrogen + Gestagen- Kombination | Gestagen- mono- präparate |
|---|---|---|
| längerfristige Immobilisierung | + | – |
| geplante mittlere und große Operationen | + | – |
| wachsende Myome | + | – |
| leichtes Zigarettenrauchen (≤ 10 Zig./die) | + | – |
| ergotaminpflichtige Migräne | + | – |
| chronische Entzündungen der Schädel- basis und der Nebenhöhlen | + | – |
| M. Crohn, Colitis ulcerosa | (+) | – |

+ ja, – nein. Weitere relative Kontraindikationen sind: Cholecystolithiasis, oberfläch-liche Thrombophlebitis, chronische Nierenerkrankungen, mäßige Hypertonie, Adipositas.

tungen von Bedeutung. Hier vermindern Ovulationshemmer trotz ihrer grundsätzlichen Kontraindikation das Risiko lebensgefährlicher ovarieller Blutungen, ebenso wie das uterine bzw. endometriale Blutungsrisiko. Insofern muß zwischen der Gefährdung der Patientin durch die Antikoagulation (Blutungen) der aufgrund teratogener Wirkungen der Kumarine notwendigen sicheren Schwangerschaftsverhütung, und der möglichen Risikoerhöhung die Einnahme von Ovulationshemmern abgewogen werden.

❗ Die schlechtere Blutungskontrolle und die mit Ausnahme des Depot-Medroxyprogesteronacetats fehlende sichere Ovulationshemmung machen hier Gestagenpräparate weniger geeignet.

Eine weitere Frage des Ermessens und der individuellen Entscheidung stellt das **Zigarettenrauchen** dar. Die Definition starken Zigarettenrauchens ist ohne Zweifel willkürlich. Die Grenze von 10 Zigaretten pro Tag ist keine starre Richtlinie. Vielmehr muß sie im Zusammenhang mit dem Alter der Patientin und der Raucheranamnese gesehen werden. Die häufig als kritische Grenze formulierten 35 Lebensjahre sind stets auf dem Hintergrund der bereits möglicherweise über Jahre eingetretenen Gefäßschäden zu sehen.

### Risikoabwägung

Neben der eigentlich medizinisch-ärztlichen Problematik der Verordnung hormonhaltiger Kontrazeptiva spielt heute zunehmend die *forensische* Verantwortung im Falle des Auftretens von Komplikationen eine Rolle.

Die Patientin sollte daher nachprüfbar in die Überlegungen und Risikoabwägungen einbezogen werden. Es sollte klar aus den Krankenunterlagen hervorgehen, daß eine umfassende **Aufklärung** über Risiken und Alternativen der Kontrazeption erfolgt ist und daß die Patientin dennoch bereit ist, ein erhöhtes Risiko zugunsten der von ihr favorisierten Methode in Kauf zu nehmen. Die **Mitverantwortung** der Patientin, sofern sie vollständig über die Problematik informiert ist, vermag den Spielraum der ärztlichen Entscheidung, gegenüber oft allzu apodiktischen Festlegungen in Lehrbüchern und Beipackzetteln, deutlich zu erweitern.

## Auswahl des hormonalen Kontrazeptivums

Prinzip einer jeden Pharmakotherapie ist das Postulat der niedrigsten hinreichenden Dosis.

Da es keine Kriterien für die individuelle Pharmakokinetik aus Anamnese und körperlichem Befund gibt, und davon auszugehen ist, daß die meisten der unerwünschten, nicht kontrazeptiven Wirkung von Ovulationshemmern von der Dosis des Ethinylestradiols abhängen, ergibt sich die einfache Konsequenz, grundsätzlich mit einem im Estrogenanteil niedrig dosierten Präparat zu beginnen.

So ist die initiale Ethinylestradioldosis von 20–35 µg pro die das Eingangskriterium für die Auswahl von Ovulationshemmern.

Für einen primär höheren Anteil gibt es kein vertretbares Argument.

### Bewertungskriterien

Die Klassifikation von Ovulationshemmern mit Hilfe der Ethinylestradioldosis ist eindeutig und nachvollziehbar. Schwieriger ist die Bewertung der zahlreichen, in Ovulationshemmern enthaltenen **Gestagene** nach Art und Menge.

Umfassende epidemiologische Erfahrungen liegen für die bereits in den Anfängen der Ovulationshemmerentwicklung verfügbaren Gestagene der Norethisteronreihe und das Levonorgestrel vor. Für die neueren

Gestagene, wie Desogestrel, Norgestimat, Gestoden und Dienogest, die sämtlich Bestandteil niedrig dosierter Ovulationshemmer sind, gibt es qualitativ und quantitativ vergleichbare Daten aus Kohortenstudien nicht. Die Frage, um die es bei der Auswahl von Ovulationshemmern geht, kann nicht sein, welcher Ovulationshemmer das bessere Gestagen enthält, sondern ob *Wirkungsprofil* und *Zusammensetzung* des Ovulationshemmers für die konkrete Patientin mehr oder weniger geeignet zu sein scheinen.

### Individuelle Auswahl

Richtlinien bei der Erstverordnung sind neben der Dosis des Ethinylestradiols im wesentlichen das Vorhandensein auch milderer Formen von Akne, Seborrhoe und Hirsutismus, als Zeichen einer **Androgenisierung** bzw. der Entwicklungszustand der Patientin als Hinweis auf eine mitunter unzureichende Estrogenwirkung. Sind auf einen vermehrten Androgeneinfluß zu beziehende Symptome vorhanden, wird man Präparate mit antiandrogenwirksamen Gestagenen wählen oder auch estrogenbetonte Ovulationshemmer bevorzugen. Bei Frauen mit einer Tendenz zur Mastopathie ist ein Überwiegen der Gestagen-Komponente klinisch vorteilhaft. Ein konstitutionell starker Einfluß von Estrogenen auf die Textur des Unterhautfettgewebes z. B. kann in der Erstversorgung die Wahl eines Gestagens mit androgener Partialwirkung vorteilhaft erscheinen lassen, während estrogenbetonte Kontrazeptiva hier weniger geeignet sind.

❗ Hormonanalysen sind in diesem Zusammenhang meist nicht hilfreich.

Auch **pathologische** Gegebenheiten, wie eine Endometriose oder ein Uterus myomatosus, können Kriterien für die Erstauswahl des Präparates bestimmen. So ist in den genannten Fällen ein Präparat mit Überwiegen des Gestagen-Anteils, mit stark endometriotropen Gestagenen bzw. ein reines Gestagen-Präparat unter Umständen in kontinuierlicher Anwendung von Vorteil.

### Präparatewechsel

Patientinnen, die aufgrund von Symptombildungen das Präparat wechseln möchten (Tab. **20**), sollten zunächst darüber aufgeklärt werden, daß erst nach dem 3. Zyklus eine Beurteilung der Verträglichkeit eines Ovulationshemmers, aber auch eines reinen Gestagen-Präparates,

Tab. 20   Gründe für das Absetzen hormonaler Kontrazeptiva

|  | Estrogen + Gestagen- Kombination | Gestagen- mono- präparate |
|---|---|---|
| Erstmanifestation oder Exazerbation von Migräne oder migräneartigem Kopfschmerz | + | – |
| transitorische ischämische Attacken (TIA) | + | + |
| akute Sehstörungen | + | (+) |
| Thromboembolien (peripher, abdominal, pulmonal, zerebral u. a.) | + | – |
| Cholestase | + | – |
| 4 – 6 Wochen vor geplanten Operationen | + | – |
| Auftreten von Kontraindikationen (Tab. **18** u. **19**) | | |

+ ja, – nein

möglich ist. Nicht nur die Häufigkeit von Zwischenblutungen nimmt während der ersten Zyklen kontinuierlich ab, sondern auch viele andere vegetative Symptome pflegen in den ersten Anwendungsmonaten gehäuft aufzutreten.

**!** Ein vorzeitiger Wechsel des Präparate würde hier keinen Vorteil bieten.

Sollten die Beschwerden allerdings über den genannten Zeitraum hinweg keine Besserungstendenz zeigen, so müssen Überlegungen angestellt werden, ob die Symptome tatsächlich im Zusammenhang mit der hormonalen Kontrazeption stehen. Wenn diese Frage bejaht wird, sind sinnvolle hormonelle Alternativen gefragt.

Der Zusammenhang zwischen hormonaler Kontrazeption und verschiedenen Beschwerden ist mitunter nur schwer objektivierbar. Zwischenblutungen, die zuvor nicht vorhanden waren, eine moderate Gewichtszunahme und Brustspannen gehören zu denjenigen Erscheinungen, die am ehesten durch einen Präparatewechsel beeinflußt werden können.

### Zwischenblutungen

Obwohl das Auftreten von Zwischenblutungen keine strenge Korrelation zu den Serumspiegeln des Ethinylestradiols aufweist, scheint es doch aufgrund der Anreicherung von Estrogenen im Endometrium eine Beziehung zwischen Ethinylestradiol-Dosis und Zykluskontrolle zu geben. Empirisch bewährt sich die Umstellung auf ein Präparat mit höherem Estrogenanteil, wobei auch der Erhöhung der Gestagen-Dosis eine gewisse Bedeutung beizumessen ist. Auch ein anderes Dosierungsschema kann im Einzelfalle zur Verbesserung der Rate an Schmier- und Durchbruchsblutungen beitragen.

> **❗** Dreistufige Kombinations- und die im Estrogenanteil bereits höher dosierten Sequenzpräparate bieten sich als Alternative an.

### Variationsmöglichkeiten

Das Problem des Präparatewechsels, vor allem aufgrund von Blutungsstörungen, aber auch hinsichtlich anderer, auf die relative Zusammensetzung oder absolute Dosierung der Ovulationshemmer bezogenen Symptome, besteht vor allem im Fehlen einer an praktischen Bedürfnissen orientierten Reihe von Ovulationshemmern mit identischen Inhaltsstoffen, aber unterschiedlichen Dosierungen und Dosierungsschemata.

Die umfangreichsten Variationsmöglichkeiten bieten zur Zeit Levonorgestrel und Norethisteron, welche als Gestagen-*Mono*präparat, als *Kombinations*präparat mit 20, 30 und 50 µg Ethinylestradiol sowie als Zwei- und *Dreistufen*-Präparate zur Verfügung stehen. Innerhalb der Gestagen-Familien ist es daher möglich, in sinnvoll abgestuften und der Patientin gut zu vermittelnden Schritten das hormonale Kontrazeptivum mit der für sie günstigsten Wirkung herauszufinden.

### Modifikation

Auch ohne Präparatewechsel ist es möglich, durch Modifikation des Einnahmeschemas eine bessere Zykluskontrolle zu erreichen. Die *Verkürzung* das einnahmefreien Intervalls von normalerweise 7 Tagen geht aufgrund der Pharmakokinetik und des Metabolismus der 17-alkylierten Steroide mit einer Erhöhung der relativen Serumspiegel durch moderate Kumulation einher und verbessert so die Wirkung am Endometrium.

Eine weitere Möglichkeit besteht in der *ununterbrochenen* Gabe von **Ethinylestradiol,** welche die Proliferation des Endometriums zu einem frühen Zeitpunkt fördert, ohne der durch das Absetzen des Gestagens ab dem 21. Zyklustag hervorgerufenen Abbruchblutung entgegenzuwirken.

Auch die kontinuierliche Einnahme von einstufigen **Kombinationspräparaten** ist ein bewährtes Mittel, menstruationsbedingte Beschwerden und irreguläre Blutungen günstig zu beeinflussen. Es kommt nach einigen Monaten ununterbrochener Einnahme zu einer Endometriumatrophie, allerdings um den Preis einer höheren Steroiddosis und der entsprechenden Serumspiegel.

Eine geringere *Beeinflussung,* vor allem der Inhibition der Cytochrom-P450-abhängigen Monooxigenasen ist zu erwarten, wenn zumindest der Gestagen-Anteil mit diesem Enzymsystem nicht im Sinne einer Inaktivierung reagiert. Daher könnte bei kontinuierlicher Anwendung, über deren zeitliche Limitierung keine einhelligen Empfehlungen bestehen, ein Gestagen ohne 17-alpha-Ethinyl-Gruppe, wie Dienogest, aus grundsätzlichen pharmakologischen Erwägungen von Vorteil sein.

❗ Neben dem Rückgang der Zwischenblutungsrate ist von einer ununterbrochenen Einnahme auch eine weitere Erhöhung der kontrazeptiven Sicherheit zu erwarten.

## Besondere Einnahmemodalitäten und Einnahmefehler

❗ Der wahrscheinlich weitaus größte Teil der sog. „Pillenversager" ist auf Unregelmäßigkeiten und Ungenauigkeiten der Einnahme oraler hormoneller Kontrazeptiva zurückzuführen.

Bei Gestagen-Monopräparaten und besonders niedrig dosierten kombinierten Ovulationshemmern, aber auch im Falle rasch metabolisierter Substanzen, wie Dienogest, sollte eine besonders sorgfältige Einhaltung der Toleranzgrenzen erfolgen. Zwar wird es häufig nach zu langem Einnahmeintervall oder dem Vergessen eines Dragees durch den Abfall der Serumspiegel des Gestagens und des Ethinylestradiols zu einer Schmierblutung kommen, es gibt jedoch keine Hinweise dafür, daß die kontrazeptive Sicherheit nur dann gefährdet ist, wenn tatsächlich eine solche Blutung auftritt.

Der Umkehrschluß ist nicht gestattet, daß bei Ausbleiben einer Zwischenblutung keine Ovulation hat stattfinden können.

### Vergessen

Dennoch ist die Wahrscheinlichkeit des Eintretens einer Schwangerschaft bei Verwendung von einstufigen Kombinationspräparaten auch nach Vergessen eines Dragees gering. Zwar findet die Rekrutierung von potentiell zur Ovulation führenden Follikeln während der ersten Tage eines Zyklus statt, Untersuchungen haben jedoch gezeigt, daß auch bei Auslassen eines Dragees niedrig dosierter Ovulationshemmer in den ersten Tagen eines Zyklus keine Ovulationen stattfanden (Deriks-Tan u. Mitarb. 1980; Killick u. Mitarb. 1990; Landgreen u. Mitarb. 1992; Morris u. Mitarb. 1979; Hedon u. Mitarb. 1992).

Noch geringere Bedenken bestehen bei Auslassen eines Dragees in der *zweiten* Zyklushälfte.

Da im Einzelfalle, zumindest für den Arzt, nicht sicher erkennbar ist, ob tatsächlich nur an einem oder gar an mehreren Tagen die Ovulationshemmereinnahme unterlassen worden ist, sollte im **Zweifel** davon ausgegangen werden, daß während des laufenden Zyklus eine sichere Kontrazeption nicht mehr gewährleistet ist.

Im Falle von *Sequenz*- und *Gestagen-Mono*präparaten sollten Berichte über Einnahmefehler Anlaß sein, den Zyklus als nicht mehr kontrazeptiv sicher anzusehen. Bei Gestagen-Präparaten ist eine Überschreitung der Dreistundentoleranz aufgrund der nicht sicheren Ovulationshemmung bereits mit einer deutlichen **Einschränkung** der empfängnisverhütenden **Wirkung** verbunden. Da der kontrazeptive Effekt bei neuerlichem Einnehmen des Gestagens wieder gegeben ist, sind weitere Maßnahmen für den Fall, daß im zeitlichen Zusammenhang mit dem vergessenen Dragee keine Kohabitation stattgefunden hat, nicht erforderlich.

Detaillierte Verhaltensmaßregeln:

1. **Grundlegendes Prinzip:**

   Die Zuverlässigkeit ist am besten, wenn die Ovulationshemmerdragees 21 Tage (oder länger) in maximal 24-Stunden-Intervallen eingenommen werden.

   Die Ovulationshemmung wird als sicher angenommen, wenn das Präparat mindestens 7 Tage hintereinander eingenommen worden ist. Einnahmefehler sind als nicht eingenommene Dragees nach Ablauf von 12 Stunden definiert. Dragees, welche nahe dem einnahmefreien Intervall vergessen worden sind, verursachen das größte Risiko und beeinträchtigen besonders die Zuverlässigkeit des Ovulationshemmers.

2. **Vergessene Tablette in der ersten Einnahmewoche:**

   a) Wenn innerhalb der vorangegangenen Woche kein Verkehr stattgefunden hat, sollte das oder die vergessene(n) Dragee(s) sobald wie möglich (mitunter 2 Dragees an einem Tag) eingenommen und die Einnahme der übrigen Dragees fortgesetzt werden. Die Anwendung einer Barrieremethode für weitere 7 Tage wird empfohlen.

b) Sollte Verkehr innerhalb der Woche vor dem Auslassen des Dragees stattgefunden haben, wird, soweit zeitlich noch möglich, die postkoitale Interzeption zusätzlich zur Barrieremethode für die folgende Woche empfohlen.

3. **Vergessenes Dragee in der zweiten Einnahmewoche:**
Grundsätzlich erscheint hier die kontrazeptive Sicherheit nicht vermindert. Das letzte vergessene Dragee sollte so bald wie möglich zusätzlich eingenommen werden. Die Einnahme der weiteren Dragees wird fortgesetzt. Bei Vergessen von einem oder zwei Dragees sind zusätzlich kontrazeptive Maßnahmen nicht notwendig. Sind 3 oder mehr Dragees ausgelassen worden, wird für die folgenden 7 Tage eine Barrieremethode empfohlen.

4. **Ausgelassenes Dragee in der dritten Woche:**
Hier bestehen 2 Optionen. Das vergessene Dragee wird so bald wie möglich zusätzlich eingenommen und die Einnahme bis zum Ende der Packung fortgesetzt, wobei die nächste Packung unmittelbar ohne drageefreies Intervall angeschlossen wird. Die Einnahme kann aber auch beendet werden. Nach einem drageefreien Intervall von maximal 7 Tagen (einschließlich des Tages des vergessenen Dragees) wird mit der neuen Packung begonnen.

5. **Verhalten bei Erbrechen:**
Wenn innerhalb von 3 – 4 Stunden nach Einnahme eines Dragees Erbrechen auftritt, besteht die Möglichkeit, daß die Resorption der Inhaltsstoffe des Dragees noch nicht in der notwendigen Weise stattgefunden hat. In diesem Fall sollte wie bei einem vergessenen Dragee verfahren werden. Bei mehrere Tage andauernden gastrointestinalen Störungen sollte zusätzlich zur Hormoneinnahme eine kontrazeptive Maßnahme (Barrieremethode) bis 7 Tage nach Beendigung der Symptomatik angewandt werden. Es gelten die Hinweise für das Vergessen von einzelnen Dragees.

### Laktation und Wochenbett

Größere tägliche Mengen an Östrogenen und Gestagenen sind in der Lage, die postpartale Milchproduktion zum Erliegen zu bringen. Auch kombinierte orale Kontrazeptiva haben zumindest grundsätzlich das Potential, Quantität und Qualität der Muttermilch zu verändern. Ein kleiner Teil der kontrazeptiven Steroide oder ihrer Metaboliten können mit der Muttermilch ausgeschieden werden. Zwar sind keine hierdurch hervorgerufenen Schädigungen bei Säuglingen festgestellt worden. Aus der grundsätzlichen Überlegung leitet sich jedoch ab, daß auch niedrig dosierte orale Kontrazeptiva erst in zweiter Linie als empfängnisverhütende Mittel während der Laktationsperiode in Frage kommen. Zu bevorzugen ist als hormonales Kontrazeptivum die reine Gestagenpille oder, wenn verfügbar, die Injektion, das Implantat bzw. der Vaginalring.

**!** Es ist daran zu denken, daß auch bei stillenden Frauen mit einem Wiedereintritt der Ovulation ohne vorangegangene Blutung bereits 3 bis 4 Wochen post partum zu rechnen ist.

## Hormonale Kontrazeptiva und Lebensalter

Die erhöhte Prävalenz, vor allem vaskulärer Risikofaktoren, und eine diesem Umstand nicht hinreichend Rechnung tragende Sorgfalt bei der Verordnung hormonaler Kontrazeptiva, sind der Grund für die in allen epidemiologischen Studien mit dem Lebensalter ansteigenden Mortalitätsraten von Frauen unter Ovulationshemmern.

Aber auch ein sorgfältiger Ausschluß disponierender Faktoren (Diabetes mellitus, Dyslipoproteinämie, arterielle Hypertonie, Adipositas, Zigarettenrauchen u. a.) würde das ovulationshemmerassoziierte Risiko der prämenopausalen Frau nicht auf das Niveau der 20 – 30jährigen reduzieren können.

Gegen die Anwendung von **Gestagen-Monopräparaten,** über die keine hinreichenden epidemiologischen Daten für die Frau im späten fertilen Alter vorliegen, sprechen vor allem die zu erwartenden Zyklusinstabilitäten. Davon abgesehen kommen sie gerade bei sonst reduzierter Fertilität für diese Altersgruppe als Alternative zu Ovulationshemmern in Frage. Der erhöhten Gefährdung durch hormonale Kontrazeptiva in der Prämenopause steht eine deutlich reduzierte Konzeptionserwartung gegenüber. Zwar muß davon ausgegangen werden, daß eine regelmäßig menstruierende Frau durchaus noch Ovulationen aufweist, diese werden jedoch in Abhängigkeit von der Zykluslänge seltener zu erwarten sein (Meuwissen 1982). So ist bei einer Zykluslänge von mehr als 36 Tagen nur noch in weniger als der Hälfte der Zyklen eine Ovulation nachgewiesen worden. Da besonders in der letzten Phase des reproduktiven Alters ungewollte Schwangerschaften mit erheblichen sozialen Folgen verbunden sind, ist der Anspruch an die Sicherheit einer Methode im allgemeinen besonders hoch.

**!** Das Dilemma zwischen erhöhter Gefährdung durch hormonale Kontrazeptiva, verminderter Fertilität, aber hohem Sicherheitsbedürfnis im Hinblick auf die Kontrazeption, ist nur unter Abwägung individueller Umstände lösbar.

### Fertilität

Eine Hilfe kann die Prüfung der noch vorhandenen Fertilität anhand endokriner Parameter sein. Es hat sich zwar herausgestellt, daß relativ starke Schwankungen der *FSH*-Serumspiegel, selbst bei *singulären* Werten über 40 mU/l, diesen Grenzwert als nicht ausreichend erscheinen lassen, auf eine Kontrazeption zu verzichten; allerdings ist die *wiederholte* Bestimmung dieses Parameters mit Erhalt postmenopausaler Werte als hinreichend aussagefähig zu betrachten. Sollte eine bereits halbjährige Amenorrhö vorliegen und gleichzeitig postmenopausale FSH-Konzentrationen gegeben sein, ist mit dem Eintritt einer Schwangerschaft nicht mehr zu rechnen.

### Hormonsubstitution

Da bei Einnahme oraler Kontrazeptiva weder Zykluslänge noch FSH-Spiegel ein Kriterium der Fortsetzung der Medikation sein können, ergibt sich die Frage nach der geeigneten Zusammensetzung eines Ovulationshemmers und dessen Übergang auf ein Präparat zur Estrogen-Gestagen*substitution.*

Obwohl keine epidemiologischen Daten hierzu vorliegen, ist zu erwarten, daß die jüngst eingeführten Kombinationspräparate mit 20 µg Ethinylestradiol hinsichtlich des kardiovaskulären Risikos das geringste Gefährdungspotential aufweisen. Verschiebt man den Akzent von der sicheren Kontrazeption, für welche die genannten Kombinationen zugelassen sind, auf die Hormonsubstitution, so werden dem Ethinylestradiol das *natürliche* Estradiol und seine Ester vorzuziehen sein. Präparate, die eines dieser Estrogene enthalten, sind als Kontrazeptiva jedoch nicht im Handel.

**!** Die Patientin muß grundsätzlich darauf aufmerksam gemacht werden, daß mit Präparaten zur Substitution eine sichere Kontrazeption, zumindest im Sinne der Beipackzettel, **nicht** gewährleistet ist.

### Ovulationshemmung

Jenseits der formalen Aufklärungspflicht kann allerdings davon ausgegangen werden, daß 1 mg *Norethisteron* (NET) in Kombination mit 2 mg *Estradiol* und 1 mg *Estriol* sowohl sicher ovulationshemmend ist, als auch über die peripheren Mechanismen der Gestagenwirkung kontrazeptiven **Schutz** gewährleistet. Zum Vergleich sei auf die norethisteronhaltigen Ovulationshemmer verwiesen, die in der niedrigsten Dosierung nur 0,5 mg NET + 20 µg Ethinylestradiol enthalten. Grundsätzlich gilt, daß Substitutionspräparate, welche Estrogen und Gestagen im Sinne eines einstufigen Kombinationspräparates enthalten und deren Gestagenanteil oberhalb der Ovulationshemmdosis liegt, als kontrazeptiv wirksam betrachtet werden können.

### Klimakterium

Sowohl die niedrig dosierten kombinierten Ovulationshemmer mit 20 µg Ethinylestradiol als auch die Kombinationen aus natürlichen Estrogenen und Norethisteron haben den Nachteil, daß periklimakterisch mit einem vermehrten Auftreten von Zyklusirregularitäten zu rechnen ist, die eine Modifikation der Dosierung oder der verwendeten Substanzen erfordern.

### Junge Mädchen

Einer hormonalen Kontrazeption bei jugendlichen Mädchen ist stets aufgrund moralischer, juristischer und nicht zuletzt endokrinologischer Überlegungen von verschiedener Seite starkes Bedenken entgegengebracht worden. Dabei sollte jedoch nicht außer acht gelassen werden, daß im Alter von 14 Jahren mehr als die Hälfte der Zyklen des jungen Mädchens ovulatorisch verlaufen. Auch bei unregelmäßigen Zyklen kommt es zu adäquater Eireifung und Eisprung (Lemarchand-Bereau u. Mitarb. 1982; Siegberg u. Mitarb. 1987).

Es besteht wenig Zweifel daran, daß gerade für junge Mädchen ein niedrig dosiertes Kombinationspräparat das Verhütungsmittel der ersten Wahl darstellt, sofern eine Kontrazeption nötig ist oder gewissermaßen im Vorgriff auf erwartete Ereignisse auch ohne aktuelle sexuelle Aktivität gewünscht wird.

Medizinische Bedenken orientieren sich vor allem an der Vermutung, daß das Längenwachstum durch zu frühe Gabe von Sexualhormonen gehemmt werden könnte. Die hierzu notwendigen täglichen Dosen des Ethinylestradiols liegen bei 100 µg und werden von den niedrig dosierten Präparaten mit 20 – 30 µg Ethinylestradiol nicht erreicht. Die Befürchtung, die „Ausreifung des hormonellen Zyklus" könnte durch ein hormonales Kontrazeptivum gestört werden, entbehrt jeder empirischen Grundlage. Auch bei extrem hohen Dosen von Ethinylestradiol und Norethisteron, zur Begrenzung eines idiopathischen Hochwuchses, ergab sich nach Absetzen ein völlig ungestörter ovulatorischer Zyklus

(Hanker u. Mitarb. 1979). Allerdings hat die Ovulationshemmergabe auch keinen positiven Einfluß auf Zyklusirregularitäten.

### Risiken und Kontraindikation

Risiken und Kontraindikationen sind bei *jungen,* wie auch bei *älteren* Frauen, in gleicher Weise zu beachten. Die Anwesenheit anamnestischer oder aus dem aktuellen Befund resultierender Risikoindikatoren schränkt den Gebrauch von Ovulationshemmern bei Jugendlichen ebenso wie bei älteren Frauen ein. Die Vermutung, daß das Mammakarzinom bei sehr frühem Beginn der Kontrazeption mit Hormonen in seiner Manifestation gefördert werden könnte, müssen als empirisch nicht gesichert bezeichnet werden.

Neben den bekannten Risiken hormonaler Kontrazeption kommen gerade die günstigen, nicht kontrazeptiven Wirkungen von Ovulationshemmern bei jungen Mädchen zum Tragen. Die hier häufig bestehenden Zyklusunregelmäßigkeiten, Dysmenorrhöen und androgenetischen Symptome lassen sich durch die gängigen, niedrig dosierten Präparate positiv beeinflussen. Einen gewissen präventiven Wert hat die frühe Ovulationshemmereinnahme auch im Hinblick auf das Syndrom der polyzystischen Ovarien. Auch die Kumulation der Knochenmasse, als Nebeneffekt, spricht für die Verordnung von Ovulationshemmern in jungen Jahren (Lindsey u. Mitarb. 1986).

### Rechtsfragen

Grundsätzlich unterstehen 14–15jährige dem elterlichen Sorgerecht. Sie werden aber vom Gesetzgeber in gewissem Umfang, gerade in der Arzt-Patient-Beziehung, als entscheidungsfähig angesehen. Hierbei ist nicht so sehr das Lebensalter, als vielmehr die Überzeugung des behandelnden Arztes entscheidend, daß die jugendliche Patientin Art und Tragweite der präventiven oder therapeutischen Maßnahmen selbst beurteilen und abwägen kann.

Es empfiehlt sich stets, in der ärztlichen Dokumentation die wesentlichen Informationen festzuhalten, wenn die Zustimmung des Sorgeberechtigten nicht eingeholt werden kann, oder die junge Patientin eben dies gerade nicht möchte. Die Eigenständigkeit der Jugendlichen als Patientin wächst graduell mit ihrem Alter und ist stets in Relation zur Bedeutung der medizinischen Maßnahmen zu beurteilen. Grundsätzlich ist von der Gültigkeit der ärztlichen *Schweigepflicht* gegenüber den Eltern, auch bei Jugendlichen, auszugehen. Vor Vollendung des 14. Lebensjahres ist zwar medizinisch die Verordnung hormonaler Kontrazeptiva nach der Menarche statthaft und im Einzelfalle sinnvoll, sie bedarf jedoch der Zustimmung der Sorgeberechtigten. Bei offensichtlicher Verletzung der Interessensphäre des Kindes durch die Eltern kann das Vormundschaftsgericht zur Entscheidung angerufen werden.

## Ovulationshemmer und Medikamenteninteraktionen

### Zahlreiche Interaktionen

Wechselwirkungen von Ovulationshemmern mit anderen Pharmaka sind grundsätzlich als chemische, pharmakokinetische und pharmakodynamische Interaktionen zu definieren. Es handelt sich fast nie um einseitige Wirkungen, sondern in der Regel um eine gegenseitige Beeinflussung im Sinne der Konkurrenz an verschiedenen Systemen. So sind neben Resorption, Verteilung und Eiweißbindung der Metabolismus durch Induktion und Inhibition von Enzymen und die Exkretion betroffen. Rezeptorwirkungen und rezeptorunabhängige Interferenzen mit Beeinflussung physiologischer Regelkreise, sind ebenso wie Einflüsse in der direkten Chemie vorhanden.

Die für die Praxis wichtigen Wege von Arzneimittelwechselwirkungen mit hormonalen Kontrazeptiva betreffen in erster Linie den oxidativen Metabolismus Cytochrom P450-abhängiger Enzyme (Tab. **21**), die Konjugationsreaktionen (Sulfatidierung, Glukuronidierung) und den enterohepatischen Kreislauf, der z. B. durch Antibiotika und ihren Einfluß auf die Darmflora erheblich gestört sein kann.

Grundsätzlich kann es zur Wirkungs*verstärkung* der interagierenden Medikamente (durch Metabolisierungshemmung) oder auch zum Wirkungs*verlust* (durch Beschleunigung des Abbaus und der Ausscheidung, bzw. für Ethinylestradiol durch Verminderung der enterohepatischen Reabsorption) kommen. Angesichts der intra- und interindividuell stark schwankenden Serumspiegel sind quantitative Nachweise von Wirkungsverstärkung und Wirkungsverlust anhand pharmakokinetischer Parameter schwer zu führen. Dagegen liegt eine Großzahl von Mitteilungen in der Literatur vor, nach denen es zu Schwangerschaften unter verschiedenartigen Medikamenten gekommen ist.

Tab. **21** Substanzen, die die Aktivität der Cytochrom P450-abhängigen Mono-oxigenasen modifizieren (nach Guengerich 1990)

| | |
|---|---|
| Induktion | Rifampicin |
| | Phenytoin |
| | Barbiturate |
| kompetitive Hemmung (schwach) | natürliche Steroide |
| | Norgestrel |
| nichtkompetitive Hemmung (schwach) | Primaquin |
| | Tolbutamid |
| „Suizidinhibition" | Ethinylestradiol |
| | 17alpha-Ethinylgestagene |
| | Troleandomycin |

**Induktion**

Ein klassisches Beispiel für die durch Enzyminduktion am Cytochrom P450 eintretende, Verminderung der Wirkung hormoneller Kontrazeptiva ist das Tuberkulostatikum **Rifampicin** (Bolt u. Mitarb. 1975, 1977; Back u. Mitarb. 1979, Back u. Mitarb. 1980). So kommt es nicht nur zu einer deutlich verstärkten Hydroxylierungsrate des Ethinylestradiols als auch des Norethisterons und entsprechend niedrigeren mittleren Serumspiegel, sondern auch klinisch zu einer erhöhten Zwischenblutungsrate und zum Nachweis von Ovulationen trotz Pilleneinnahme, die sich in einer vermehrten Schwangerschaftsrate niederschlagen.

Die in der *Tuberkulosetherapie* ebenfalls verwendeten Chemotherapeutika Paraaminosalizylsäure, Streptomycin und Isoniazid beeinträchtigen die Wirkung der Ovulationshemmer nicht.

Die wichtigsten pharmakologischen Interferenzen mit oralen Kontrazeptiva betreffen die Induktion der Aktivität von *Cytochrom P450*-abhängigen Monooxigenasen.

Neben Rifampicin gelten Barbiturate, Carbamazepin und Phenytoin als potente Enzyminduktoren (Breckenridge 1987).

Die Tatsache, daß eine Reihe von *Isoenzymen* der P450-Familie (III A 4, 2 C, 1 A, 2 E) mit unterschiedlichen Substratspezifitäten existiert, erklärt auch, warum das Rauchen von Zigaretten zu einer Senkung der Plasmaestradiolspiegel führt, während die Konzentration des Ethinylestradiol hiervon unberührt bleibt (Ball u. Mitarb. 1990; Crawford u. Mitarb. 1981). Entsprechende Daten für Gestagene sind nicht publiziert. Klinische Wirkungen einer Enzyminduktion sind erst nach Tagen oder

### Monooxigenasen

Diese in den Mikrosomen lokalisierten Enzyme sind für die wesentlichen Phase 1-Biotransformationen wie Oxidation, Reduktion und Hydrolyse verantwortlich und katalysieren den geschwindigkeitsbestimmenden Schritt im Abbau der Sexualsteroide.

Wochen zu erwarten, da die für die Induktion notwendige Proteinsynthese diese Zeit in Anspruch nimmt.

### Inhibition

Auch die Hemmung von Enzymen, namentlich der Cytochrom P450-Familie, ist ein probater Weg pharmakologischer Interaktion. Am C-Atom 17-alkylierte Steroide (synthetische Gestagene, Metabolite der Estrogene) führen regelmäßig zur Inaktivierung der *Oxigenasen,* wobei ein besonderer Mechanismus der sog. „Suizid"- oder „Mechanism based Inhibiton" (die Enzyme rufen dabei ihre eigene Blockierung hervor) vorliegt. Diese enzymatische Hemmung führt zur Verlangsamung der Metabolisierung und damit zur Kumulation dieser Steroide (Mackinnon u. Mitarb. 1977).

Die Inhibition der Cytochrom P450-Aktivität findet auch durch **Antibiotika** wie Cotrimoxazol, Warfarin, Monoaminoxidasehemmer und Cimetidin statt. Die durch Ethinylestradiol und 17-alkylierte Gestagene verminderte Oxidation von Medikamenten hat ihren Niederschlag in erhöhten Plasmakonzentrationen (z. B. von Benzodiazepinen), die vorwiegend oxidativ metabolisiert werden. Obwohl zahlreiche Pharmaka als Enzyminhibitoren angesehen werden müssen, kommt diesem Umstand jedoch nur in Ausnahmefällen eine klinische Bedeutung zu, wenn die substanzspezifischen *Clearanceraten* um mindestens 40% verändert werden (Schentak 1993).

### Bindungsproteine

Grundsätzlich müssen auch Veränderungen der *Bindungsproteinkapazitäten* im Plasma als Substrat von Medikamenteninteraktionen angesehen werden. So erhöhen nicht nur Estrogene die Spiegel des sexualhormonbindenden Globulins, sondern auch bestimmte Antibiotika, Antikonvulsiva und Rifampicin (Viktor u. Mitarb. 1977; Back u. Mitarb. 1980b). Hierdurch können die Spiegel einiger freier Gestagene, aber auch des endogenen Testosterons, vermindert werden. Gleiches gilt für die Konzentrationen des kortikoidbindenden Globulins (CBG), durch die eine Verminderung der Spiegel der ungebundenen Kortikosteroide eintritt (Gustavson u. Bennet 1985) und auch für das Transportglobulin der Schilddrüsenhormone (TBG) (Brodie u. Feely 1988).

**Pharmakodynamische Interaktionen** im Sinne eines *Synergismus,* finden sich z. B. zwischen Antifibrinolytika, wie Aminocapronsäure und oralen Kontrazeptiva (Brodie u. Feely 1988). *Antagonistische* Effekte zwischen oralen Kontrazeptiva und Pharmaka sind im Falle der über das Vitamin K-System wirkenden Antikoagulantien gefunden worden (Brodie u. Feely 1988).

Im folgenden seien die wichtigsten Gruppen von Arzneimitteln und ihre mögliche Interferenz mit oralen Kontrazeptiva tabellarisch dargestellt (Tab. **22**).

### Wirkungsverlust

Von klinischer Bedeutung sind vor allem die Wirkverluste oraler Kontrazeptiva bei gleichzeitiger Verabreichung von bestimmten **Antikonvulsiva** (Phenytoin, Barbiturate, Carbamazepin). Eine mögliche Beeinträchtigung der Serumspiegel von Ethinylestradiol, nicht der für die kontrazeptive Wirkung entscheidenden Gestagenkomponente, findet bei der Therapie mit **Chemotherapeutika** statt.

Schließlich kann die beschleunigte Elimination und damit der potentielle Wirkverlust von Ethinylestradiol und Gestagenen durch Griseofulvin und Rifampicin sowie Oleandomycin die kontrazeptive Sicherheit gefährden. Alle anderen, in zahlreichen Publikationen (Teichmann 1990) aufgeführten Interaktionen sind aufgrund der metabolischen Systeme möglich, aber nicht nachgewiesen. Ferner sind sie ohne jede erkennbare klinische Bedeutung, so daß für den praktischen Gebrauch hormonaler Kontrazeptiva keine Konsequenzen zu ziehen sind.

Tab. **22** Wechselwirkungen von Pharmaka mit hormonalen Kontrazeptiva

| | Pharmakon | Zusammenhang | klinische Bedeutung | Mechanismus | Literatur |
|---|---|---|---|---|---|
| *Absorbentien* | | reduzierte Bioverfügbarkeit oraler Steroide (fraglich) | keine | Absorptionshemmung | Joshi u. Mitarb. 1986, Fadel u. Mitarb. 1979, Jones u. Jones 1978, Cole-Harding u. Wilson 1987 |
| *Äthanol* | | geringere Alkoholtoleranz (fraglich) | keine | Cytochrom P450-Inhibition | |
| *Analgetika* | Salizylate | beschleunigte Elimination der Salizylate | keine | Enzyminduktion (Glukoronidase) | Gupta u. Mitarb. 1982, Mac Donald 1990 |
| | Paracetamol | beschleunigte Elimination des Paracetamol | keine | Enzyminduktion (Sulfatidierung) | Miners u. Mitarb. 1990 |
| | | vermehrte intest. Absorption von EE | keine | Sulfatverbrauch durch Paracetamol | Rogers u. Mitarb. 1987 |
| | Morphin und Derivate | beschleunigte Elimination von Opiaten | keine | Enzyminduktion (Glucuronidase) | Miners u. Mitarb. 1984 |
| | Pyrazolon-Derivate | verminderte oxidative Metabolisierung von Pyrazolon-Derivaten | keine | Cytochrom P450-Inhibition durch OH | Abernethy u. Mitarb. 1987 |

*Fortsetzung nächste Seite*

Tab. **22** Wechselwirkungen von Pharmaka mit hormonalen Kontrazeptiva (*1. Fortsetzung*)

| | Pharmakon | Zusammenhang | klinische Bedeutung | Mechanismus | Literatur |
|---|---|---|---|---|---|
| | Pethidin | verminderte oxidative Metabolisierung von Pethidin | keine | Cytochrom P450-Inhibition durch OH | Knoddel u. Mitarb. 1982 |
| *Antikoagulantien (Cumarine)* | | verminderte oxidative Metabolisierung von Warfarin u.a., vermehrte Glucuronidierung | keine | Cytochrom P450-Inhibition durch OH, Enzyminduktion durch OH | Kaminski u. Mitarb. 1984 |
| *Antikonvulsiva* | Phenytoin, Barbiturate, Carbamazepin | vermehrter Abbau der Steroide | sicher | Cytochrom P450-Induktion durch Phenytoin | Crawford u. Mitarb. 1990, Ball u. Mitarb. 1990 |
| | Valproinsäure, Ethosuximid | keine Interaktion | keine | – | Perucca u. Mitarb. 1984, Kutt 1984 |
| *Antidepressiva (trizyklisch)* | | Verminderung der oxidativen Metabolisierung von Imipramin und Amitryptilin (nicht Calomipramin) | keine | Cytochrom P450-Inhibition durch OH | Crome u. Mitarb. 1989 |
| *Antihistaminika* | | keine Interaktion | keine | – | CSAC 1989, Madden u. Mitarb. 1990 |

| | | | | | |
|---|---|---|---|---|---|
| *Antiparasitika* | Chloroquin, Pimaquin, Mefloquin | keine Interaktion | keine | – | Back u. Mitarb. 1983 u. 1984, Joshi u. Mitarb. 1980 |
| | Metronidazol (u.a.) | keine Interaktion | keine | – | Back u. Mitarb. 1983 u. 1984, Joshi u. Mitarb. 1980 |
| *Benzo-diazepine* | | verminderte oxidative Metabolisierung von Benzodiazepinen | keine | Cytochrom P450-Inhibition durch OH | Patwardhan u. Mitarb. 1983 |
| | | vermehrte Glucuroni-dierung | keine | Enzyminduktion durch OH (Glucuronidase) | Miners u. Mitarb. 1984 |
| *Chemo-therapeutika* | Penicillin und Derivate; Tetrazykline | verminderte Serumspiegel des EE (nicht des Gesta-gens), dadurch in Einzel-fällen Blutungsstörungen | gering | Verminderung der enterohepatischen Zirkulation | Huges u. Mitarb. 1990 |
| | Cotrimoxazol | Verminderung der oxidati-ven Metabolisierung von Benodiazepinen | keine | Cytochrom P450-Inhibition durch Sulfonamine | Grimmer u. Mitarb. 1983 |
| | Griseofulvin | beschleunigte Elimination der Steroide | wahr-scheinlich | Cytochrom P450-Induktion | Mc. Daniel u. Caldroney 1984 |
| | Rifamipicin | beschleunigte Elimination der Steroide | sicher | Cytochrom P450-Induktion | Back u. Mitarb. 1979 u. 1980 |

*Fortsetzung nächste Seite*

Tab. **22** Wechselwirkungen von Pharmaka mit hormonalen Kontrazeptiva (*2. Fortsetzung*)

| | Pharmakon | Zusammenhang | klinische Bedeutung | Mechanismus | Literatur |
|---|---|---|---|---|---|
| | Isoniazid | keine Interaktion | keine | – | Joshi u. Mitarb. 1980 |
| | Oleandomycin | verminderte oxidative Metabolisierung der Steroide | sicher | Cytochrom P450-Inhibition durch Oleandomycin | Periti u. Mitarb. 1990 |
| | Cephalosporine, Chloramphenicol, Erythromycin, Antimycotika | keine Interaktion | keine | – | Back u. Mitarb. 1989 |
| *Kortikosteroide* | | verminderte oxidative Metabolisierung von Kortikosteroiden und OH | sicher | Cytochrom P450-Inhibition durch Kortikosteroide und OH | Frey u. Mitarb. 1984 |
| *orale Antidiabetika* | Tolbutamid | Verminderung der oxidativen Metabolisierung von Tolbutamid und OH | wahrscheinlich | Cytochrom P450-Inhibition durch OH und Tolbutamid | Relling u. Mitarb. 1990, Brian u. Mitarb. 1987 |
| *Immunsuppressiva* | Cyclosporin | verminderte oxidative Metabolisierung durch OH | keine | Cytochrom P450-Inhibition durch OH | Deray u. Mitarb. 1987 |

| | | | | |
|---|---|---|---|---|
| *Laxantien* | | reduzierte Aufnahme der Steroide | keine | Absorption nur durch dünndarmwirksame Laxantien theoretisch gefährdet | Brunton 1990 |
| *Theophyllin, Coffein* | | Verminderung der oxidativen Metabolisierung durch OH | keine | Cytochrom P450-Inhibition durch OH | Schentag 1993, Abernethy u. Mitarb. 1985 |
| *Vitamine* | A, B₁, B₂, B₆, B₁₂, C, D, E, Folsäure | zweifelhaft, keine verläßliche wissenschaftliche Grundlage | keine | variabel | |

EE = Ethinylestradiol, OH = Ovulationshemmer

# Hormonale Kontrazeptiva als Therapeutika

Aufgrund ihrer zahlreichen, nicht kontrazeptiven Wirkungen können hormonale Kontrazeptiva auch zur **Behandlung** von Erkrankungen oder dysfunktionellen Zuständen herangezogen werden. Diese Indikationen sind mitunter Kriterien, die für die Auswahl namentlich von Ovulationshemmern auch zur Empfängnisverhütung gültig sind, so daß therapeutischer *und* präventiver Zweck durch die Verordnung des hormonalen Kontrazeptivums gleichermaßen erfüllt werden.

## Androgenisierung

### Androgenwirkung an der Haut

Es werden Veränderungen des Terminalhaares an den typischen Stellen männlichen Haarwuchses, im Sinne einer Zunahme der Schaftdicke und -länge sowie der Pigmentierung beschrieben. Ferner ist eine vermehrte Talgproduktion mit fettigem Haar und Schuppenbildung (Seborrhoe) sowie das Auftreten von verstopften Talgdrüsenausführungsgängen mit Sekundärinfektion (Akne) kennzeichnend. Der androgenetische Haarausfall gehört ebenfalls zu den typischen Symptomen einer vermehrten Androgenwirkung an der Haut.

Bei exzessiv hohen Androgenspiegeln tritt zusätzlich eine **Virilisierung** ein.

### Definition

Hierunter wird das Auftreten einer Klitorishypertrophie, die Vermehrung der Muskelmasse bei gleichzeitigem Rückgang des subkutanen Fettgewebes, die Mammahypoplasie, das Tieferwerden der Stimme und die Amenorrhö verstanden.

## Ursachen

Als Ursache von Androgenisierung und Virilisierung findet sich eine erhöhte Produktion von **Testosteron** (Nebennierenrinde, Ovar), eine vermehrte periphere Konversion (Androgene in Testosteron), erhöhte Serumspiegel des freien Testosterons (bei verminderter Protein-Bindungskapazität [SHBG]) und eine Aktivitätsvermehrung der **5-alpha-Dehydrogenase** in den Haarfollikeln (vermehrte Umwandlung von Testosteron in die auf zellulärer Ebene wirksame Form: 5-alpha-Dihydrotestosteron). Ätiologisch nicht weiter geklärt ist die Zunahme der Empfindlichkeit des Zielorganes in der Haut auf Testosteron bzw. 5-alpha-DHT.

Exogene Hyperandrogenämien, Chromosomenanomalien, eine erhöhte Somatotropin-Produktion, Nebennierenrindenerkrankungen und testosteronproduzierende Ovarialtumoren sollten differentialdiagnostisch abgeklärt werden (Testosteronkonzentrationen von mehr als 1 ng pro ml und ein Dehydroepiandrosteronsulfat [DHEAS]-Spiegel von mehr als 7000 ng pro ml sind in der Diagnostik androgenproduzierender Tumoren richtungweisend).

Die häufigste Ursache eindeutiger Androgenisierung und zugleich klassische Indikation für die Gabe von Ovulationshemmern ist das Syndrom der *polyzystischen Ovarien.*

## Behandlung

Auch wenn in die Beurteilung von Androgenisierungserscheinungen als pathologisches Phänomen subjektive, soziokulturelle und ethnische Faktoren eingehen, sollte bei minderschwerer Ausprägung stets das Kriterium für die therapeutische Intervention der Wunsch der Patientin sein.

Eine Objektivierung erhöhter Androgenkonzentrationen oder verminderter SHBG-Spiegel, ist in jedem Falle vorzugsweise während der frühen Follikelphase zu einer standardisierten Uhrzeit notwendig. Aufgrund von Schwankungen innerhalb einer zirkadianen und höherfrequenten Rhythmik ist es sinnvoll, innerhalb einer Stunde 3 *Blutentnahmen* durchzuführen.

## Antiandrogene

Bei fehlendem Verdacht auf einen androgenproduzierenden Tumor und unter Ausschluß exogener Ursachen sowie einer adrenalen Hyperandrogenämie kommt in erster Linie der Einsatz von Antiandrogenen therapeutisch in Frage. Das am stärksten wirksame **Gestagen** mit anti-androgener Partialwirkung ist *Cyproteronacetat,* gefolgt von *Dienogest* und *Chlormadinonacetat.* Die Gefahr der hormonellen Beeinflussung der Geschlechtsdifferenzierung in der frühen Embryonalphase durch Anti-androgene macht es notwendig, in jedem Fall eine sichere Kontrazeption zu gewährleisten. Daher ist die **Kombination** des antiandrogen wirk-samen Gestagens mit Ethinylestradiol zur Ovulationshemmung vorge-geben.

Bei den *meisten* Patientinnen mit Androgenisierungserscheinungen ist *kein* erhöhter Androgenspiegel feststellbar. Bestimmungen der Kon-zentration von 3-alpha-/17-beta-Androstendiol-Glucuronid als Hinwei-se auf eine vermehrte 5-alpha-Reduktaseaktivität in der Haut sind von eingeschränktem Wert. Damit bleibt bei der Mehrzahl der Patientinnen die phänotypische Hyperandrogenämie ungeklärt. Dennoch ist von ei-ner **Antiandrogentherapie** eine Besserung der Symptomatik zu erwar-ten, da die Verringerung des Androgeneffektes unabhängig von der Pa-thogenese eine verminderte Androgenwirkung in der Peripherie zur Folge haben muß.

### Estrogendominante Ovulationshemmer

Im Falle des Einsatzes estrogendominanter Ovulationshemmer kommt es zu einer Erhöhung der Konzentration des sexualhormonbin-denden Globulins als Hauptträger-Protein des Testosterons. Zwar steigt die Bindungskapazität für Testosteron nicht linear mit der Konzentra-tionserhöhung des SHBG an, eine Verringerung des Anteils freien Te-stosterons ist jedoch auf diese Weise in jedem Falle zu erwarten, so daß in Fällen geringer Ausprägung bereits durch Ethinylestradiol selbst therapeutische Erfolge zu erzielen sind. Bei Einsatz von Chlormadinon-acetat und Dienogest kommt es neben der erwünschten Wirkung auf die SHBG-Spiegel zu einer Interferenz der Gestagene mit dem Androgen-rezeptor.

Die Ovulationshemmung bewirkt zudem eine Senkung der ovariel-len Androgenproduktion, so daß bei leichten und mittleren Formen der Androgenisierung durch die genannten Kombinationen im allgemeinen ein hinreichender therapeutischer Effekt erzielt werden kann.

Allerdings ist das chlormadinonacetathaltige Präparat mit 50 µg Ethinylestradiol kombiniert und damit nicht mehr als niedrig dosierter Ovulationshemmer einzustufen.

### Wirksamste Kombination

Der bei der Androgenisierungserscheinung wirksamste Ovulations-hemmer ist die Kombination aus *35 µg* **Ethinylestradiol** und *2 mg* **Cyproteronacetat.** Letzteres Präparat ist aufgrund seiner Effizienz als Antiandrogentherapeutikum und nicht als Ovulationshemmer mit anti-androgener Wirkkomponente zugelassen. Dies schränkt zwar seine Eig-nung als hormonales Kontrazeptivum im Grundsatz nicht ein, deutet jedoch darauf hin, daß der therapeutische Einsatz im Vordergrund steht.

### Hammerstein-Schema

In Fällen schwerer Androgenisierungserscheinungen ist eine hoch-dosierte Behandlung mit Cyproteronacetat zyklisch per os („Hammer-stein-Schema"), kombiniert mit 40 µg Ethinylestradiol oder parenteral indiziert (Moltz u. Mitarb. 1980). Die unterschiedlichen Darreichungs-varianten sind in Abb. **10** zusammengefaßt.

### Behandlungsdauer

Die Dauer der Therapie mit niedrig dosiertem Cyproteronacetat so-wie mit Chlormadinonacetat und Dienogest ist nicht streng zu limitie-ren. Erfolge einer Antiandrogentherapie lassen sich erst nach Monaten verifizieren. Die Behandlungsdauer sollte 12 Monate nicht unterschrei-ten. Bei der hochdosierten Therapie mit Cyproteronacetat wird allge-mein empfohlen, einen Zeitraum von *einem* Jahr nicht wesentlich zu überschreiten.

### Induktion von Lebertumoren

Die unlängst aufgeworfene Frage der Induktion von Lebertumoren durch Cyproteronacetat und die Auslösung des Stufenplanverfahrens für cyproteron- und chlormadinonacetathaltige Arzneimittel hat zu ei-ner gewissen Verunsicherung von Ärzten und Patientinnen geführt.

Die Beobachtung einer in vitro nachgewiesenen Bildung von DNA-Addukten menschlicher Hepatozyten erlaubt in keinem Falle den Rück-schluß auf ein erhöhtes Tumorrisiko. Die Bildung von Addukten und Reparaturvorgänge der DNA sind physiologische Prozesse, die täglich 10 – 20 000 × pro Zelle stattfinden.

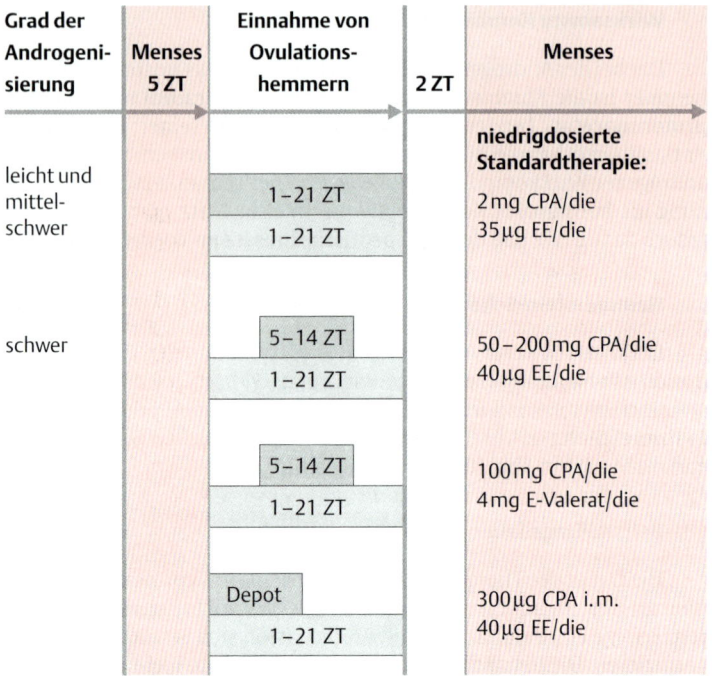

ZT = Zyklus-Tage    ☐ **CPA** (Cyproteronacetat)    ☐ **EE** (Ethinylestradiol)

Abb. **10**   Dosierungsschemata von Cyproteronacetat (mod. nach Moltz u. Mitarb. 1980).

Zahlreiche Substanzen und Nahrungsmittel stimulieren die Bildung von **DNA-Addukten.** Auch wenn theoretisch solche Prozesse in der *Malignisierung* von Zellen eine Rolle spielen können, bestehen doch größte Bedenken dagegen, einen Laborbefund hypothetisch in klinische Krankheitserscheinungen zu übersetzen. Tatsächlich spricht die Zahl der nachgewiesenen Leberzell-Karzinome bei Anwendern von Cyproteronacetat gegen einen unterstellten Zusammenhang. Die extreme Seltenheit von Leberzell-Karzinomen und die weit unter dem Erwartungswert liegende Zahl der (auch nach publizistischer Sensibilisierung) für den genannten Zusammenhang eingegangenen Spontanmeldungen schließen eine *erhöhte* Rate solcher Tumore bei Therapie mit Cyproteronacetat nahezu aus.

## Weitere therapeutische Indikationen für Ovulationshemmer

**Hypermenorrhöen** und **Menometrorrhagien** mit der Folge einer Anämie können aufgrund der Wirkungsweise von Ovulationshemmern mit gutem Erfolg behandelt werden. Zwar handelt es sich um eine rein *symptomatische* Therapie, deren Erfolg die Behandlungsdauer nicht wesentlich übersteigt; allerdings gibt es für die Verminderung der Blutungsstärke und der Blutungsdauer kaum hormonelle oder pharmakologische Alternativen mit vergleichbarer Wirksamkeit.

Auch bei der **Dysmenorrhö** wirkt sich vorwiegend die Verminderung der Blutungsstärke günstig aus, wobei durch Zugabe von Prostaglandin-Synthetasehemmern 3 – 5 Tage vor Auftreten der Blutung (z. B. Indomethazin) die Beschwerden noch weiter gebessert werden können.

Wenngleich die einer Hormontherapie zugänglichen Formen der **Endometriose** preferenziell mit Gestagenen, Danazol als Anabolikum (Derivat des Ethinyltestosterons) oder GnRH-(Gonadotropin-releasing-Hormon)Analoga behandelt werden, kommt doch bei leichteren Formen den *Ovulationshemmern,* vor allem gestagenbetonten Präparaten, eine gewisse Bedeutung zu. Die bei der Endometriose empfohlene kontinuierliche Anwendung über ein halbes Jahr unter Vermeidung einer Abbruchblutung, ist als sinnvolle und mit geringen subjektiven Beschwerden behaftete Alternative zu erwägen.

Mit der genuinen Wirkungsweise der Ovulationshemmer, im besonderen der einstufigen Kombinationspräparate, ist die präventive, aber auch therapeutische Wirkung auf funktionelle **Ovarialzysten** verbunden. (Selbstverständlich sind echte Blastome einer Therapie mit hormonalen Kontrazeptiva nicht zugänglich, sondern chirurgisch zu behandeln.) Eine qualifizierte sonographische *Diagnostik* sollte daher bei Vorliegen von Zeichen, die gegen eine funktionelle Zyste (solide Anteile, Septierungen, Binnenstrukturen, Mehrkammrigkeit) sprechen, die pelviskopische Abklärung herbeiführen. Sollte eine Zyste trotz Einnahme, auch höher dosierter Kombinationpräparate, weiter an Größe zunehmen oder über einen Zeitraum von mehr als 6 Wochen persistieren, besteht die Indikation zur histologischen Klärung.

# Postkoitale Anwendung hormonaler Kontrazeptiva

Die Anwendung von **Estrogenen** in hohen Dosen (z. B. 1 mg Ethinylestradiol über 5 Tage), begonnen innerhalb eines Zeitraumes von höchstens 48 Stunden, vermag zuverlässig eine Schwangerschaft nach ungeschütztem Verkehr zu verhindern. Gleiches gilt für die Gabe relativ großer Mengen eines **Gestagens** (z. B. 0,3 – 1 mg Levonorgestrel), allerdings innerhalb von 3 Stunden post coitum. Während die Gabe von Estrogenen in der genannten Dosis regelmäßig erhebliche Übelkeit hervorruft, wird das Gestagen besser vertragen, da es in der Mehrzahl der Fälle lediglich zu irregulären Blutungen führt. Am günstigsten scheint die Anwendung einer **Kombination** aus Ethinylestradiol und Levonorgestrel zu sein, welche mit hoher Effektivität und guter Verträglichkeit eine Schwangerschaft verhindert.

**!** Empfohlen ist die Einnahme von 2 × 100 µg Ethinylestradiol, kombiniert mit 2 × 500 µg Levonorgestrel, begonnen möglichst innerhalb von 48 Stunden. Der Abstand der beiden Einzeldosen sollte etwa 12 Stunden betragen.

Die als eigenes Präparat zur postkoitalen Anwendung vertriebene Kombination ist auch als einstufiges Kombinationspräparat im Handel. Grundsätzlich dürfte eine entsprechende Wirkung auch von anderen Kombinationspräparaten in einer analogen Dosierung zu erwarten sein.

### Nidationshemmung

Die postkoitale Anwendung von Estrogenen und Gestagenen ist *nicht* im eigentlichen Sinne als *Methode* der Kontrazeption zu verstehen. Neben Veränderungen der Tuben-, Zilienmotilität und der Störung der Steroidsynthese im Corpus luteum ist die Hauptwirkung in einer Veränderung des Endometriums zu sehen, welches für die Implantation der Blastozyste nicht mehr geeignet ist. Daher muß auch die Einnahme rechtzeitig vor dem Eintreffen der Blastozyste im Cavum uteri erfolgt sein und ihre Wirkung auf das Endometrium entfaltet haben.

### „Interzeption"

Die Frage, ob eine Nidationshemmung eine Form der frühen *Abortinduktion* ist oder aber mehr in dem Sinnzusammenhang einer *Empfängnisverhütung* gestellt werden sollte, ist medizinisch nicht beantwortbar. Die Begriffsbildung der sog. Interzeption vermeidet daher eine Zuordnung zum einen oder anderen Sachverhalt und entzieht sich damit begrifflich einer einfachen Bewertung.

### Mifepreston; RU 486

Die postkoitale Anwendung von **Antigestagenen** (Mifepreston oder RU 486) bietet, wenn auch in Deutschland noch nicht zugelassen, eine weitere Möglichkeit der Schwangerschaftsverhütung.

In einer Dosis von 600 mg, innerhalb von 72 Stunden post coitum, ist diese Kontrazeption noch zuverlässiger, als die mit einer Schwangerschaftsrate zwischen 0 und 2,6 %, ohnehin schon recht sichere Einnahme der klassischen Postkoitalpille (Glasier u. Mitarb. 1992; Webb u. Mitarb. 1992).

Die Anwendung des Antigestagens ist zeitlich weniger streng der Ovulation zuzuordnen; die durch das Antigestagen hervorgerufene Luteolyse führt auch zum späteren Zeitpunkt zuverlässig zum Abort, auch wenn es schon zur Nidation gekommen ist.

**!** Damit eröffnen sich die bekannten Anwendungsmöglichkeiten von Mifepreston auch während späterer Phasen der Frühschwangerschaft im Sinne einer klassischen Abortinduktion.

### Intrauterinpessar

Als weiteres Verfahren der postkoitalen Schwangerschaftsverhütung kommt die Einlage eines kupferhaltigen Intrauterinpessars, möglichst innerhalb der ersten 4 bis 5 Tage post coitum, in Frage. In jedem Falle sollte, unabhängig von der verwendeten Methode, eine Kontrolle des *HCG*-Spiegels erfolgen, um rechtzeitig Versager der jeweiligen Maßnahme zu entdecken und einer Hormongabe post implantationem vorzubeugen.

# Nicht hormonale Kontrazeption

Die Einteilung in natürliche und nicht natürliche Methoden der Empfängnisverhütung ist von recht fragwürdigem Wert. Empfängnisverhütung als Methode der Familienplanung ist ihrem Wesen nach nicht natürlich.

Eine Steuerung der Fortpflanzungsaktivität, der bewußte Verzicht auf Empfängnis für eine definierte Zeit oder die Entscheidung, nach geeigneten Mitteln zu suchen, eine Empfängnis herbeizuführen, sind nicht Ausdruck natürlicher d. h. instinktiver bzw. durch die Natur angelegter Verhaltensweisen, sondern Ausdruck eines geistigen Aktes der Planung, Entscheidung und der Übernahme von Verantwortung.

**!** Empfängnisverhütung ist kein natürliches Phänomen, mit welchem Mittel auch immer sie betrieben werden mag.

Vielmehr ist sie Ausdruck von etwas spezifisch Menschlichem und damit ein Teil der menschlichen Kultur. Zwar müssen Natur und Kultur nicht notwendig als antagonistisch angesehen werden, keinesfalls aber können sie identisch sein. Auch die einfache Enthaltsamkeit als Mittel der Familienplanung ist ein soziokulturell vorgegebenes, durch den Willensakt des Betroffenen induziertes Handeln. Ebenso ist die kollektive Enthaltsamkeit, z. B. in Gestalt klösterlichen Zusammenlebens, kein natürliches, sondern ein hochgradig kulturelles Phänomen.

Eine Unterscheidung empfängnisverhütender Methoden nach solchen, die sich bestimmter Mittel bedienen, seien es mechanische oder hormonelle, von solchen, die allein durch gezieltes Handeln und Modifikation natürlicher Abläufe bestehen, ist sehr viel sinnvoller als eine Klassifikation nach dem hier völlig unbrauchbaren Begriff der Natürlichkeit.

# Methoden ohne Anwendung von Mitteln

### Coitus interruptus

Die älteste („Sünde des Onan" des Alten Testamentes) und auch heute noch weit verbreitete Methode der Empfängnisverhütung ist der Coitus interruptus, d.h. die Unterbrechung der Kohabitation vor der Ejaculatio seminis. Ob die immer wieder publizierten Bedenken, daß es bei häufiger Interruption zu neurotischen Verhaltensstörungen käme, zu Recht bestehen, erscheint zweifelhaft. Urologische *Störungen* wurden nicht beobachtet (Aboulker 1963). Solange schädliche Folgen nicht sicher nachgewiesen sind, sollte man sich hüten, ärztlicherseits vor seiner Anwendung zu warnen, um nicht bei hierfür suszeptiblen Menschen eben die befürchteten Verhaltensstörungen zu induzieren. Kein Zweifel kann allerdings daran bestehen, daß es sich um eine sehr wenig verläßliche Methode handelt, die darüber hinaus ein hohes Maß an Kontrolle erfordert.

Die *Versagerquote* beträgt unter günstigen Bedingungen etwa 10–20 pro 1200 Anwendungszyklen und liegt damit bei den Werten für die heute weniger gebräuchlichen chemischen Verhütungsmittel.

Die Annahme, daß die geringe *Zuverlässigkeit* des Coitus interruptus dadurch bedingt sei, daß bereits im Prostatasekret vor der Ejaculatio Spermien enthalten seien, ist vermutlich falsch. Die Zahl der bei dieser Gelegenheit in die Vagina gelangenden Spermien ist so gering, daß in Analogie zur hochgradigen Oligospermie, die bekanntlich mit Sterilität verbunden ist, eine Befruchtung als nahezu ausgeschlossen angesehen werden muß.

### Coitus reservatus

Der Coitus reservatus sei nur der Vollständigkeit halber erwähnt, da seine Verbreitung in den westlichen Ländern sehr gering ist. Es handelt sich um eine ein bis zwei Stunden dauernde sexuelle Vereinigung ohne Samenerguß. Bei den Männern sind funktionelle und urologische Störungen beobachtet worden (Aboulker 1963).

Über die *Versagerquote* liegen keine Publikationen vor.

## Periodische Enthaltsamkeit

Vor allem aufgrund ihrer Billigung durch die Katholische Kirche kommt der Methode der periodischen Enthaltsamkeit eine besondere Bedeutung zu. Ihre praktische Anwendung beruht auf der Annahme einer verwertbaren *Periodizität* von Fruchtbarkeit und Unfruchtbarkeit während des Zyklus der Frau. Die entscheidenden biologischen Voraussetzungen für eine solche Periodizität sind in Tab. 23 zusammengefaßt.

Tab. 23 Biologische Voraussetzungen für die Periodizität der Fruchtbarkeit und damit für die Brauchbarkeit einer periodischen Abstinenz als Methode der Empfängnisverhütung (nach Döring 1988)

I. zeitlich beschränkte Befruchtungsfähigkeit der Gameten
  a) Eizelle 6 bis 12 Stunden
  b) Spermien 2 bis 3 Tage
II. nur ein Ovulationszeitpunkt pro Zyklus
III. Bestimmbarkeit des Ovulationstermins

Mit Sicherheit ist eine zeitliche Beschränkung der Befruchtungsfähigkeit gegeben. Auch kann davon ausgegangen werden, daß pro Zyklus nur ein Ovulationszeitpunkt zu erwarten ist und daß auch Mehrfachovulationen in einer engen zeitlichen Abfolge stattfinden.

Die Bestimmbarkeit des *Ovulationstermins* ist das für die praktische Anwendung entscheidende Kriterium der Methode einer periodischen Enthaltsamkeit. Sie stellt dasjenige Problem dar, welches für die meisten methodenbezogenen Fehler verantwortlich ist.

## Kalendermethoden

### *Berechnung nach Ogino*

Der Japaner Ogino gelangte zuerst, aufgrund eigener klinischer Untersuchungen, zu einer zeitlichen Einordnung der Ovulation innerhalb des Zyklus, die den heutigen Vorstellungen entspricht. Er untersuchte bei Laparotomien die Ovarien auf sprungreife Follikel und auf Gelbkörper und kam durch Korrelation dieser Befunde mit dem Zyklus der betreffenden Patientinnen zu dem Schluß, die *Ovulation* erfolge zwischen dem 16. und dem 12. Tag vor Eintritt der folgenden Menstruation. Ogino nahm eine maximale *Lebensdauer* der *Spermien* von 3 Tagen

an und gelangte auf diese Weise zu einem fertilen Zeitraum vom 19. –
12. Tag vor der nächsten Regelblutung.

❗ Das bedeutet für einen Idealzyklus von 28 Tagen Dauer, daß die betreffende Frau vom 10. – 17. Zyklustag als fruchtbar angesehen werden muß.

Da mit *Schwankungen* der Zykluslänge zu rechnen ist, sollten Auf-
zeichnungen über wenigstens 12 Zyklen vorliegen, ehe man die fruchtbaren und unfruchtbaren Tage extrapoliert. In Abb. **11** u. **12** sowie in
Tab. **24** wird ein Beispiel für eine Frau mit Zyklusintervallen von 26 –
30 Tagen vorgerechnet.

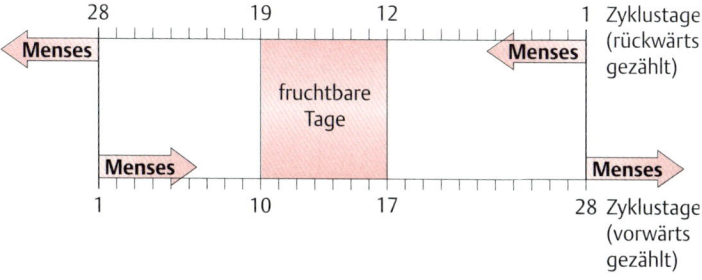

Abb. **11**   Graphische Darstellung der Berechnung der fruchtbaren Tage nach
Ogino. Fruchtbare Tage: 19. – 12. Tag vor der nächsten Regelblutung. Bei einem
28tägigen Zyklus errechnet sich die fruchtbare Zeit vom 10. – 17. Zyklustag ab
Beginn der letzten Menstruation (modifiziert nach Döring 1988).

Tab. **24**   Die Berechnung der fruchtbaren Tage innerhalb des Zyklus anhand
eines Beispiels für 26 – 30tägige Intervalle (nach Ogino 1932)

| | | |
|---|---|---|
| erster fruchtbarer Tag | = kürzester Zyklus | – 18 [in Tagen] |
| letzter fruchtbarer Tag | = längster Zyklus | – 11 [in Tagen] |
| *Beispiel:* | | |
| 26 – 30tägige Intervalle: | 26 – 18 = 8. Zyklustag | |
| | 30 – 11 = 19. Zyklustag | |
| fruchtbare Phase | = 8. – 19. Zyklustag | |

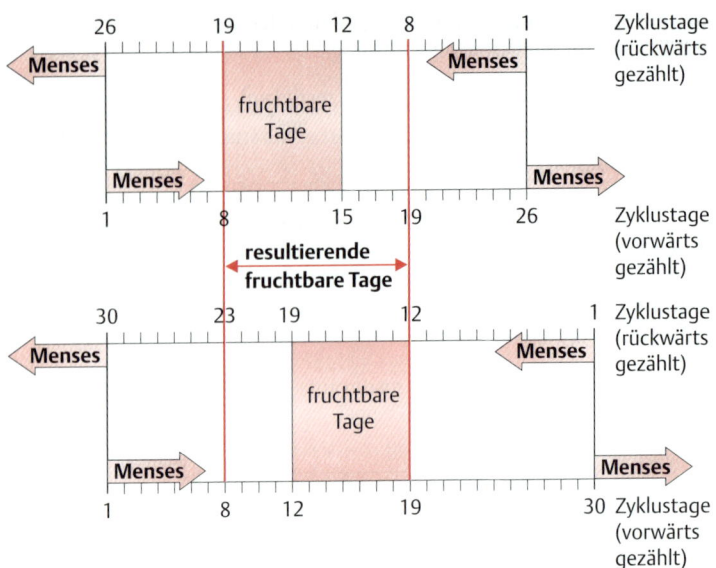

**Abb. 12** Graphische Darstellung der Berechnung der fruchtbaren Tage nach Ogino bei 26–30tägigen Zyklusintervallen. Fruchtbare Tage: 8.–15. Zyklustag (28tägiges Intervall); 12.–19. Zyklustag (30tägiges Intervall). Bei einem 26–30tägigen Zyklus errechnet sich die resultierende fruchtbare Zeit vom 8.–9. Zyklustag ab Beginn der letzten Menstruation (modifiziert nach Döring 1988).

### Berechnung nach Knaus und nach Marschall

Der Initiative und dem publizistischen Einsatz von Knaus (1933, 1950) ist es zu verdanken, daß die Methode der periodischen Enthaltsamkeit große Verbreitung gefunden hat. Aufgrund von Untersuchungen gelangte Knaus zu der Überzeugung, daß die Ovulation der gesunden Frau stets am 15. Tag vor der darauffolgenden Menstruation stattfände.

❗ Als fruchtbare Phase bezeichnete Knaus die Zeitspanne von 3 Tagen vor der Ovulation bis einen Tag nach der Ovulation.

Für die Anwendung zum Zwecke der Empfängnisverhütung verlangt Knaus, wie Ogino, das Vorliegen eines 12monatigen *Menstruationskalenders*. Er berechnet die fruchtbare Phase demnach geringfügig anders als Ogino und kommt auf eine um 3 Tage geringere Abstinenz-frist. Naturgemäß verringert sich dadurch auch die *Zuverlässigkeit* der Methode. Die entscheidende Voraussetzung für die Berechnung sowohl nach Knaus, als auch nach Ogino, ist das Vorliegen eines über 12 Zy-klen geführten Menstruationskalenders, die völlige Abstinenz während der fruchtbaren Phasen des Zyklus und das Abwarten von wenigstens 4 Menstruationen post partum.

Bei Auftreten von *Unregelmäßigkeiten* des Zyklus ist die Methode unbrauchbar.

Die Modifikation der Kalendermethode nach Marschall (1963) ist in den Angelsächsischen Ländern weit verbreitet. Die in dem Buch „The infertile period" empfohlene Formel lautet: Kürzester Zyklus minus 18 = erster fruchtbarer Tag; längster Zyklus minus 10 = letzter fruchtbarer Tag.

❗ Die Anwendung dieser Formel ergibt für eine Frau mit 26–36tägi-gen Intervallen eine fruchtbare Phase vom 8.–20. Zyklustag.

Wegen der großen Differenz theoretischer und praktischer Zuver-lässigkeit ist der Wert der Kalendermethoden nur gering. Die *Versager-quote* liegt nach den Angaben der Literatur bei 14–40 ungewollten Schwangerschaften auf 100 Anwendungsjahre. Aus diesem Grunde kön-nen die Kalendermethoden ärztlicherseits als geeignete kontrazeptive Verfahren nicht empfohlen werden.

### Temperaturmethode

Der thermogenetische Effekt des **Progesterons** ist die biologische Voraussetzung für die Bestimung der morgendlichen Aufwachtempe-ratur als Kriterium für den *Ovulationszeitpunkt.* Zusammenhänge zwi-schen der Körpertemperatur und der Ovarialfunktion wurden von van de Velde 1904 erstmalig vermutet.

Die Anregung, zyklische Schwankungen der Körpertemperatur zum Zwecke der Empfängnisverhütung anzuwenden, stammte 1932 von Harvey und Crocket.

Die praktische Umsetzung erfolgte 1934 durch den katholischen Pfarrer Wilhelm Hillebrand, der als erster eine neue Zeitwahlmethode der Empfängnisverhütung durch Basaltemperaturmessung empfahl. Er wurde für diese Leistung mit dem Ehrendoktor der Medizinischen Fa-kultät der Universität Köln ausgezeichnet.

1947 schrieb Ferin die erste exakte Gebrauchsanweisung, allerdings nur für die prämenstruellen unfruchtbaren Tage.

Im deutschsprachigen Raum wurde die Temperaturmethode 1954 durch einen kurzgefaßten Leitfaden von Döring bekanntgemacht.

Mit Hilfe der morgendlichen Aufwachtemperatur *(Basaltemperatur)* gelingt es, den Ovulationstermin mit einer Genauigkeit von ± 1 – 2 Tagen zu bestimmen und zwar auch bei verkürzten oder verlängerten *Zyklusintervallen.*

❗ In dieser Möglichkeit, den Ovulationstermin in jedem Zyklus individuell mit ausreichender Genauigkeit festlegen zu können, liegt in erster Linie die Ursache für die größere Zuverlässigkeit der Temperaturmethode gegenüber den anderen Rhythmusmethoden.

Abb. 13 zeigt ein Beispiel für den Verlauf der Basaltemperaturkurve bei einer gesunden Frau im geschlechtsreifen Alter. Das Temperaturblatt beginnt mit dem ersten Tag der Blutung als Zyklustag 1. Auf der Ordinate ist die Basaltemperatur in Zehntelgraden aufgetragen. Während der ersten Zyklushälfte zeigt die Temperaturkurve einen niedrigen Wert um 36,5 ℃ – 36,8 ℃ und steigt mitten im Intermenstruum meist innerhalb von 1 – 2 Tagen um zwei- bis fünftel Grade an. Die Zeit der erhöhten Temperatur, die um 37 ℃ – 37,3 ℃ beträgt, dauert vom Temperaturanstieg bis zum Beginn der folgenden Menses und wird als hypertherme Phase bezeichnet, sie ist durchschnittlich 12 Tage lang.

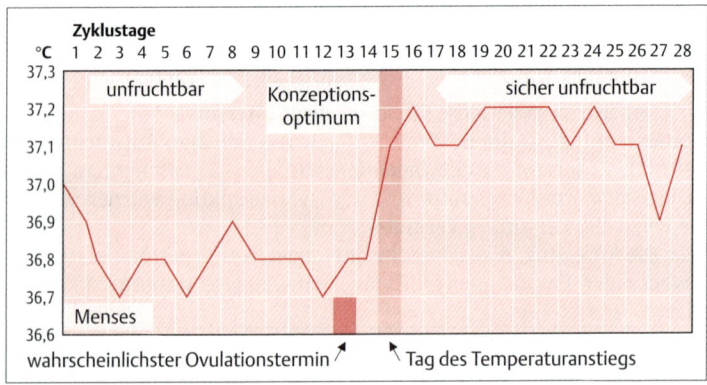

Abb. 13  Ausschnitt aus einem Basaltemperaturblatt mit Darstellung der biphasisch verlaufenden Basaltemperaturkurve (postmenstruelles Minimum und prämenstruelles Maximum). Das Konzeptionsoptimum beginnt am 10. Zyklustag und endet am 14. Tag. Die sicher unfruchtbare Zeit beginnt am 2. Tag nach dem intermenstruellen Temperaturanstieg.

Selten macht das richtige Ansprechen des Temperaturanstieges Schwierigkeiten. Folgende *Definition*, die fast immer eine zuverlässige Interpretation des Kurvenverlaufes erlaubt, wurde im Juni 1966 von einer wissenschaftlichen Gruppe der Weltgesundheitsorganisation erarbeitet:

❗ Ein signifikanter Temperaturanstieg zeichnet sich dadurch aus, daß er innerhalb von 48 Stunden oder weniger eintritt und daß die Temperaturen von 3 aufeinanderfolgenden Tagen um mindestens 0,2°C höher liegen, als an den vorangehenden 6 Tagen.

Zahlreiche vergleichende Untersuchungen mit anderen Zeichen der Ovulation führten zu dem Schluß, daß der *Eisprung* durchschnittlich 1 – 2 Tage vor dem Temperaturanstieg anzusetzen ist.

Das inzwischen sehr umfangreiche Datenmaterial über die Zusammenhänge zwischen dem Basaltemperaturverlauf und der Fertilität hat zu einer Bestätigung der Thesen von Ogino und Knaus von der *Periodizität* der Fruchtbarkeit und Unfruchtbarkeit der Frau im Zyklus geführt.

Alle Autoren kamen übereinstimmend zu dem Resultat, daß vom 3. Tag der hyperthermen Phase bis zur folgenden Menstruation nicht mit einer *Konzeption* zu rechnen sei (Abb. **11**). Man spricht von der strengen Form der Temperaturmethode, wenn Kohabitationen ausschließlich in dieser sicher unfruchtbaren prämenstruellen Phase erfolgen. Die *Versagerquote* der strengen Form der Temperaturmethode liegt um **1** pro 100 Anwendungsjahre (Palmer 1963; Traissag u. Vincent 1962; Rendu 1970; Döring 1967; Roetzer 1968).

Als weniger zuverlässig gilt eine weitere unfruchtbare Phase im Zyklus, die von der Menstruation bis 7 Tage vor dem frühesten Temperaturanstieg gerechnet wird. Die geringe Zahl der ungewollten *Konzeptionen*, die bei Anwendung der Temperaturmethode registriert wurde, betraf fast ausnahmslos die erste *Zyklushälfte*. Bei Anwendung sowohl der zuverlässig unfruchtbaren prämenstruellen Phase, als auch der weniger zuverlässig unfruchtbaren postmenstruellen Phase, beträgt die *Versagerquote* der Temperaturmethode **3** pro 100 Anwendungsjahre.

Brauchbar ist gleichsam als Kompromiß der von Roetzer stammende Vorschlag, generell die ersten 6 Zyklustage als unfruchtbar zu empfehlen.

Vorschläge, die Basaltemperaturmethode mit der Kalendermethode zu kombinieren, haben zu relativ hohen Versagerraten geführt und sind nicht zu empfehlen. Für die Anwendung der Temperaturmethode wurden folgende Regeln aufgestellt:

### Anwendungsregeln

Die Temperatur muß *morgens* vor dem Aufstehen unter Ruhebedingungen gemessen werden. Die *Nachtruhe* soll nicht weniger als 6 Stunden betragen haben. Wegen der Abhängigkeit der Körpertemperatur von der Tageszeit muß die Messung täglich annähernd zur gleichen Zeit vorgenommen werden.

Abweichende *Meßzeiten* sollten in das Kurvenblatt eingetragen werden. Erfahrungsgemäß sind Abweichungen bis zu einer Stunde unerheblich. Empfohlen wird eine 5minütige orale, vaginale oder rektale Temperaturmessung. Axillare Messungen sind ungeeignet. Da auch geeichte *Thermometer* untereinander Abweichungen aufweisen können, muß die Verwendung eines neuen Themometers auf dem Kurvenblatt vermerkt werden.

*Unpäßlichkeiten* wie Kopfschmerzen, Schnupfen und dergleichen müssen notiert werden, da sie durch Temperaturerhöhung zu einer Verwechslung mit dem hormonell bedingten Temperaturanstieg führen können.

## Andere Methoden der Ovulationsbestimmung

Neben der basalen Körpertemperatur gibt es eine Reihe von Symptomen, die zur Ovulation in Beziehung gesetzt werden können: Der Intermenstrualschmerz, die Intermenstrualblutung oder die intermenstruelle Schleimabsonderung.

Bei einigen dieser Zeichen ist die Korrelation mit der Ovulation nicht so eng, daß man auf ihnen eine zuverlässige Methode der Empfängnisverhütung aufbauen könnte. Dies gilt z. B. für 2 zunächst als aussichtsreich beurteilte Methoden wie den Glukosenachweis im Zervixschleim nach Doyle (1958) oder den Pregnandiol-Nachweis im Harn durch die Patientin selbst (Reimann-Hunziker 1961). Die Bestimmung von Progesteron im Serum ist als Grundlage einer Methode der Empfängnisverhütung aus Gründen der Praktikabilität ungeeignet.

### Zervixschleim

Die *Selbstbeobachtung* des verflüssigten Zervixschleimes ist das neben der Basaltemperatur brauchbarste, subjektiv beobachtbare Symptom. Viele Frauen haben Zweifel, ob der registrierte Temperaturanstieg auch wirklich eine stattgehabte Ovulation anzeigt. Ist aber 3 – 4 Tage nach dem Temperaturanstieg die typische Veränderung des Zervixschleimes zu beobachten, so steigt die subjektive Gewißheit, daß der Temperaturanstieg tatsächlich auf einen Eisprung zurückzuführen ist.

### Symptothermale Methode

Die gleichzeitige Beobachtung der **Basaltemperaturkurve** und des wichtigsten, mit der Ovulation zeitlich korrelierten Symptoms flüssiger **Zervixschleim,** wird als symptothermale Methode bezeichnet. Die ersten Hinweise auf die Nützlichkeit einer *Kombination* dieser beiden Kriterien, als Grundlage einer Methode der Empfängnisverhütung, stammen von Kefe (1949) und wurden später von Roetzer (1968) und Billings (1964) aufgegriffen.

**!** Die von Roetzer angegebene Regel für die symptothermale Methode beinhaltet, nach Verschwinden des flüssigen Zervixschleimes, 3 höhere Temperaturwerte zu beobachten, welche die vorangegangenen 6 Temperaturwerte überstiegen. Dann erst ist mit dem Erreichen der sicher unfruchtbaren Phase zu rechnen.

Die so zu erzielende Verläßlichkeit der Methode dürfte diejenige der alleinigen Anwendung der Temperaturmethode noch um ein gewisses Quantum übersteigen.

Nach Angaben in der Literatur liegt die *Versagerquote* auf 100 Frauen und Jahr bei Anwendung der Methode bei **0,8.**

### Billings-Methode

Der australische Neurologe John Billings empfahl in seinen Publikationen eine sexuelle Abstinenz nur an den Tagen, an denen eine Frau den Abgang von flüssigem Zervixschleim aus der Vulva selbst beobachtete.

Während Billings zunächst den Verlauf der Basaltemperaturkurve für die Bestimmung der unfruchtbaren Tage mit herangezogen hatte, kam er in späteren Jahren zu dem Schluß, daß die alleinige *Beobachtung* des Zervixschleimes genüge.

Der von Billings selbst angegebene Pearl-Index von 1,4 wurde in der auf seine Publikation folgenden Diskussion einer erheblichen Kritik unterzogen. Es gab Hinweise, daß nachträglich 50 Versager aus dem der Statistik zugrundeliegenden Kollektiv eliminiert worden waren, deren Berücksichtigung zu einer *Versagerquote* von mehr als 25 pro 100 Frauen und Jahr geführt hätte.

In einer Studie von Ball (1976) lag die Versagerrate bei 15,5, in einer weiteren Erhebung von Johnson u. Mitarb. (1979) sogar bei **32,1** Schwangerschaften pro 100 Frauen und Jahr.

Damit muß die genannte Methode als praktisch unbrauchbar eingestuft werden. Ursache für die schlechte *Zuverlässigkeit* der Billings-

Methode ist die außerordentliche Inkonsistenz der präovulatorischen Veränderung des Zervixschleimes. Freundl fand in einer 1985 publizierten Untersuchung bei 29 % der gesunden ovulierenden Frauen keine charakteristischen präovulatorischen Veränderungen des Zervixschleimes.

### Bewertung

Eine kritische Wertung der Methoden der periodischen Abstinenz enthält Tab. 25.

Tab. 25  Vorteile und Nachteile der Methoden der periodischen Abstinenz (nach Döring 1988)

| Vorteile | Nachteile |
|---|---|
| 1. hohe Zuverlässigkeit bei Temperatur-Methode und symptothermaler Methode | 1. schlechte Zuverlässigkeit bei Kalendermethode und *Billings*–Methode |
| 2. die absolut unschädlichste Methode der Kontrazeption | 2. wegen der erforderlichen Abstinenztage nicht gut geeignet für junge Paare |
| 3. keine Vorbereitungshandlungen unmittelbar vor dem sexuellen Kontakt erforderlich | 3. Akzeptabilität eingeschränkt, weil manche Paare der Sache nicht trauen |
| 4. Reversibilität | 4. hohe Versagerquote zu erwarten, wenn die Motivation nicht gut ist |
| 5. keine Probleme mit Verträglichkeit | 5. hohe Versagerquote zu erwarten, wenn Unterrichtung über die Methode nicht gut war |
| 6. keine Nebenwirkungen | 6. tägliches Temperaturmessen vor dem Aufstehen morgens erforderlich |
| 7. keine Beeinträchtigung der späteren Fertilität | 7. gewisses Maß an Intelligenz für die richtige Deutung der Temperaturkurve erforderlich |
| 8. Akzeptabilität ist gut, wenn Partner kooperiert | 8. während der Stillperiode nicht praktikabel |
| 9. kein chemischer oder mechanischer Eingriff in den Organismus | 9. bei stärkeren Schwankungen des Menstruationsintervalles nur bedingt anwendbar |
| 10. es entstehen keine Kosten | |

❗ Die strenge Form der Temperaturmethode und die symptothermale Methode zählen bei korrekter Anwendung zu den zuverlässigsten Methoden überhaupt.

Weder die Kalendermethoden, noch die Billings'sche Schleimbeobachtung sind dagegen geeignet, eine akzeptable Sicherheit für unerwünschte Konzeption zu gewährleisten.

Unbestrittene Vorteile der Rhythmusmethoden sind ihre absolute *Unschädlichkeit* und das Unterbleiben aller Manipulationen, die den sexuellen Akt in irgendeiner Weise beeinträchtigen könnten.

# Barrieremethoden

## Chemische Methoden

Der Versuch, durch intravaginale Anwendung verschiedener Substanzen eine Empfängnis zu verhüten, ist wohl die älteste Methode der Empfängnisverhütung überhaupt.

### Geschichte

Die erste Beschreibung stammt aus den altägyptischen Papyri Kahun (um 1900 v. Chr.) und Ebers (um 1550 v. Chr.). Bereits recht exakte Anweisungen findet man in der ersten Hälfte des 2. Jahrhunderts n. Chr. bei Soranus, dem berühmtesten Gynäkologen des Altertums. Überraschenderweise sind die, in vielen Ländern in Gebrauch befindlichen, Volksmittel zum Teil sehr wirksam, wie das von der in Bulgarien gebräuchlichen intravaginalen Applikation einer Zitronenscheibe berichtet worden ist (Roman u. Mitarb. 1963).

Bei den intravaginal anwendbaren chemischen Verhütungsmitteln unterscheidet man Tabletten, Schaumtabletten, Zäpfchen, Ovula, Cremes und Sprays. Ihre Wirkungsweise soll eine doppelte sein:

**!** 1. Ein mechanischer Verschluß des äußeren Muttermundes und
2. die möglichst rasch erfolgende Abtötung der Spermien.

Die im Handel befindlichen chemischen Verhütungsmittel enthalten heute fast ausnahmslos die oberflächenaktiven Substanzen *Oktoxinol* und *Nonoxinol*. Die Anwendungsweise richtet sich nach der Beschaffenheit des chemischen Verhütungsmittels.

Tabletten, Zäpfchen und Ovula müssen 5 – 10 Minuten vor der Kohabitation in die Vagina eingeführt werden. Voraussetzung für die rechtzeitige Lösung dieser Präparate ist ein genügender Feuchtigkeitsgehalt in der Scheide. Dies gilt für einen Teil der Schaumtabletten, denen man nachsagt, daß sie eine rasche Verteilung der spermiziden Wirkstoffe in der ganzen Vagina bewirken. Die in Creme oder Geleeform vorhandenen chemischen Verhütungsmittel werden mit Hilfe eines Applikators intravaginal eingeführt. Da sich diese Präparate nicht erst auflösen müssen, genügt es, sie unmittelbar vor der Kohabitation zu applizieren. Auch der Schaum-Spray soll sofort wirksam sein.

### Zuverlässigkeit

Die Zuverlässigkeit der intravaginal anwendbaren chemischen Verhütungsmittel hängt einmal von der spermiziden Wirksamkeit der benutzten Substanzen ab, zum anderen von der Zuverlässigkeit und Regelmäßigkeit ihrer Anwendung.

In einer älteren vergleichenden Übersicht von Tietze reicht die *Versagerquote* bei alleiniger Anwendung einer Creme von **8 – 36** pro 100 Anwendungsjahre.

Die spermizide Wirksamkeit der verschiedenen handelsüblichen Präparate wird in den USA im Auftrag des Komitees für Müttergesundheit mit Hilfe geeigneter Testmethoden laufend überprüft. Dabei zeigten sich außerordentliche Unterschiede in der Zeitdauer, die zur Abtötung der Spermien erforderlich ist. Interessanterweise schnitten Volksmittel, wie z. B. Reisschleim mit Kochsalz, außerordentlich günstig ab (Gamble 1957). Die Family Planning Association in Großbritannien hat ebenfalls umfangreiche klinische Erhebungen angestellt.

In Deutschland gibt es weder pharmakologische Kontrollen der Handelspräparate noch repräsentative statistische Erhebungen über die Wirksamkeit von Verhütungsmitteln. Das erste nonoxinolhaltige chemische Kontrazeptivum war das **Schaumovulum.** Brehm u. Hase (1975) kamen in einer von 287 Ärzten gesammelten Studie auf einen *Pearl-Index* von 0,8. Salomon u. Hase publizierten 1977 eine Versagerquote von 0,3 und Huber (1980) gab eine solche von 1,5 an. Die Erfahrungen der Verfasser lassen allerdings Zweifel an diesen relativ akzeptablen Pearl-Indizes aufkommen.

Patientinnen mit ungewollten *Schwangerschaften* gaben in 7,3 % (Döring 1988) an, als kontrazeptive Methode das Schaumovulum benutzt zu haben. Ähnliche Verhältniszahlen wurden mit 9,4 % von Mal-Haefeli u. Hammerstein (1984) mit 8,1 % mitgeteilt. In Relation zur Verbreitung der wichtigsten Kontrazeptiva der jeweiligen Publikationszeiträume läßt sich approximativ errechnen, daß ungewollte Schwangerschaften nach Schaumovula gegenüber der Pille um das **Zehnfache,** gegenüber dem Kondom um das **Vierfache** und gegenüber dem Intrauterinpessar um das **Dreifache** überrepräsentiert sind. Diese Zahlen sind mit den obengenannten, sehr niedrigen Versagerquoten für das Schaumovulum nicht vereinbar. Daher ist berechtigter Zweifel an den genannten Mitteilungen angebracht.

### Verträglichkeit und Praktikabilität

Die lokale Verträglichkeit der chemischen Verhütungsmittel ist relativ gut. Vaginale *Reizerscheinungen* sind selten der Grund, von diesen Mitteln abzugehen. Gegen die Benutzung dieser lokal wirksamen Verhütungsmittel spricht viel häufiger die unüberwindliche Abneigung vieler Frauen gegen jede Manipulation am eigenen Genitale, noch dazu kurz vor der Kohabitation.

Selten gibt es bei überempfindlichen Frauen akute Kolpitiden. Manche Patientinnen empfinden die mit der Anwendung von Schaumtabletten verbundenen Sensationen als unangenehm.

Über die Gefahr von Vergiftungen nach Resorption intravaginal zugeführter Mittel ist lange ohne Ergebnis diskutiert worden.

### Teratogenität

Einen breiten Raum hat die Reflexion über die Gefahr der Entstehung von *Fehlbildungen* eingenommen. Aufgrund von ausgedehnten statistischen Erhebungen und Tierexperimenten kann gesagt werden, daß beim Menschen durch die Anwendung von chemischen Verhütungsmitteln eine Schädigung des Kindes nicht zu erwarten ist (Bracken 1985).

Auch theoretisch ist die Entstehung von Fehlbildungen sehr unwahrscheinlich, wenn man an die bereits erwähnten Beobachtungen denkt, nach denen nur die funktionstüchtigsten *Spermien* in der Lage sind, die Barriere des Zervixschleimes zu überwinden. Während man beim Postkoitaltest, auch bei nachgewiesener Fertilität des Mannes, in der Vagina bis zu 20% fehlgebildete Spermien findet, beobachtet man im Zervixschleim nur normal geformte Spermien. Es ist höchst unwahrscheinlich, daß chemisch geschädigte Spermien in der Lage sind, die Hürde des Zervixschleimes zu überwinden und für die Befruchtung in Frage zu kommen.

Erneut war Verdacht aufgekommen, als Jick u. Mitarb. (1981) unter 263 Kindern 2,2% Fehlbildungen entdecken konnten, nachdem die Mütter nonoxinolhaltige Vaginalzäpfchen benutzt hatten. Die Quote der gleichen Fehlbildungen betrug in einem Kontrollkollektiv von 3902

Kindern nur 1%. In sehr umfangreichen Erhebungen haben 1987 Louik u. Mitarb. die Angaben von Jick widerlegt. Sie fanden nach der Einwirkung spermizider Substanzen keine Erhöhung der Fehlbildungsquote (Mongolismus, Dysmelie, Hypospadie, Neoplasien und Neuralrohrdefekte). Nach den Erfahrungen der englischen Family Planning Association ist bei Anwendung chemischer Verhütungsmittel auch eine Erhöhung der Häufigkeit von Spontanaborten bei Versagen der Methode oder ihrer Anwendung nicht zu befürchten (Mears 1962).

Interessanterweise ist beobachtet worden, daß der in der Inneren Medizin weitverbreitete Betablocker *Propranolol* nach intravaginaler Applikation spermizid wirkt. In einer Studie mit 80 mg Propranolol-Tabletten, als vaginales Kontrazeptivum, bei 198 Frauen über 11 Monate betrug die *Versagerquote* 3,9. Wesentliche Nebenwirkungen wurden nicht beobachtet (Zipper u. Mitarb. 1983).

Umfrageergebnissen zufolge ist der relative *Anteil* von Spermiziden an den verwendeten Verhütungsmitteln in Deutschland rückläufig.

## Kombination von mechanischen und chemischen Verhütungsmitteln

Die gleichzeitige Anwendung von Kondom- oder Scheidendiaphragma und einer **spermiziden** Creme war lange Zeit die meist empfohlene empfängnisverhütende Methode. Diese Kombination wurde von den Beratungsstellen der Family Planning Association bevorzugt. Dingle u. Tietze (1963) fanden bei kombinierter Anwendung von *Diaphragma* und Creme eine etwa nur halb so hohe Versagerrate wie nach alleiniger Anwendung des Diaphragmas.

Es wird empfohlen, vor der Einführung des Mensingapessars auf beiden Seiten des Diaphragmas und rings um seinen Rand eine Portion der spermiziden Creme aufzutragen. Die von vielen Frauen regelmäßig durchgeführten Scheidenspülungen sind nach gynäkologischer Erfahrung, auch bei kombinierter Anwendung von mechanischen und chemischen Verhütungsmitteln nicht erforderlich.

Die Mehrzahl der heute benutzten *Kondome* trägt eine Beschichtung mit einer spermiziden Substanz. Einige Kondome enthalten Nonoxinol im Spermareservoir. In Statistiken über die Wirksamkeit des Kondoms wurde die niedrigste Versagerquote bei der Kombination des Kondoms mit spermiziden Mitteln beobachtet (Potts u. Mc. Devitt 1975).

## Mechanische Methoden

### Kondom

Unter den mechanischen Mitteln gilt das Kondom als eines der ältesten. 1564 hat der italienische Gynäkologe und Anatom Fallopio als erster eine genaue Beschreibung eines Präservativs gegeben. Allerdings nicht zum Zwecke der Empfängnisverhütung, sondern zur Vermeidung einer venerischen *Infektion* (Himes 1963). Interessanterweise hat dieser Gedanke unter dem Eindruck sexuell übertragbarer Erkrankungen, vor allem der *HIV*-Infektion, eine ungeahnte Renaissance erlebt. Entsprechend sind die Verkaufsraten von Präservativen in den letzten Jahren deutlich angestiegen. Bereits in den 70er Jahren haben Untersuchungen auf den protektiven Effekt gegenüber bakteriellen Infektionen hingewiesen (Barlow 1977; Hart 1974).

Besonders bemerkenswert ist die Beobachtung, daß bei langfristiger Anwendung von Barrieremethoden, im besonderen des Kondoms, das relative *Dysplasie*-Risiko der Zervix uteri auf 0,2 zurückgeht, während es mit Gebrauch hormonaler Kontrazeptiva deutlich ansteigt (Harris u. Mitarb. 1980).

Die für das Kondom ermittelten *Versagerquoten* liegen zwischen **0,4** und **2** Schwangerschaften pro 100 Frauen/Jahre (John 1973). Deutlich höhere Pearl-Indizes entstammen sämtlichst älteren Untersuchungen. Realistisch eingeschätzt dürfte die Versagerrate, in Abhängigkeit vom *Anwendungsfehler*, zwischen **0,7** und **14** betragen (Vessey u. Mitarb. 1982; Bone 1978). Die Einführung von Kondomen mit Spermizidbeschichtung kann, auch bei Materialfehlern, die *Sicherheit* weiter vermehren.

### Ausland

In Ländern ohne Verfügbarkeit hormonaler Kontrazeption wie Japan, benutzen etwa 70 % aller Paare Kondome zur Empfängnisregelung. In der „dritten Welt" mit niedrigem sozioökonomischen Standard ist der Preis eines der größten Hindernisse in der Verbreitung dieser einfachen, sicheren und unschädlichen Methode. Über Vor- und Nachteile des Kondomgebrauchs gibt Tab. **26** Auskunft.

Tab. 26   Vorteile und Nachteile der Kondomanwendung (modifiziert nach Döring 1988)

| Vorteile | Nachteile |
|---|---|
| 1. relativ hoher Grad an Sicherheit (vergleichbar mit IUP)<br>2. Schutz vor Ansteckung mit venerischen Krankheiten (AIDS)<br>3. Schutz vor Zervixdysplasie<br>4. völlige Unschädlichkeit<br>5. Schutz vor Infektionen des inneren Genitales<br>6. gute Akzeptabilität<br>7. Reversibilität<br>8. Herabsetzung der männlichen Erregbarkeit (nützlich bei Ejaculatio praecox)<br>9. das Wirkungsprinzip ist leicht überschaubar<br>10. Methode für den Mann<br>11. keine Beeinträchtigung der späteren Fertilität<br>12. kein Eingriff in die Regulation der Ovarialfunktion<br>13. anwendbar während der Stillperiode | 1. Vorbereitungshandlungen unmittelbar vor dem sexuellen Kontakt erforderlich<br>2. bei sensiblen Männern Erektionsstörungen möglich<br>3. es sind immer noch minderwertige Präparate auf dem Markt (man sollte ausschließlich Markenkondome mit Gütesiegel anwenden)<br>4. bei falscher Technik steigt die Versagerquote erheblich |

### Portio-Kappe

Die Portio-Kappe wurde zuerst 1838 von dem Berliner Gynäkologen Wilde beschrieben. Sie wurde anfangs aus Kautschuk, später aus Gold- oder Silberblech angefertigt und besteht heute aus Celluloid- oder Plastikmaterial.

Nach dem Aufsetzen auf die Portio saugt sich die Kappe durch Kapilarattraktion dort fest und bildet einen relativ zuverlässigen Abschluß der Vagina gegenüber dem Uterus (Abb. **14**). Da die Mehrzahl der Frauen es nicht sicher lernt, die Portio-Kappe selbst aufzusetzen, ist eine Frau an den *Arzt* gebunden, wenn sie von dieser Möglichkeit der Empfängnisverhütung Gebrauch machen möchte. Der Arzt setzt die Kappe postmenstruell auf und nimmt sie einige Tage vor dem zu erwartenden Menstruationsbeginn wieder ab. Damit ist die Patientin für

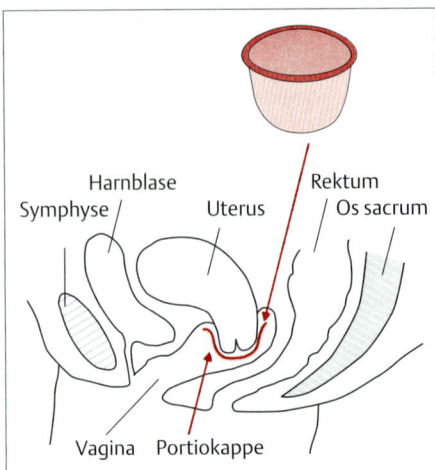

Abb. **14**   Portiokappe in situ. Stark schematisierter Sagittalschnitt durch das weibliche Genitale.

Harnblase   Rektum
Symphyse   Uterus   Os sacrum

Vagina   Portiokappe

einen Zeitraum von annähernd 3 Wochen weitgehend gegen eine unerwünschte Konzeption geschützt.

In Einzelfällen kommen Patientinnen mit der *Kombination* von Portio-Kappe und periodischer Enthaltsamkeit sehr gut zurecht. Sie nehmen die Kappe ab, wenn die Ovulation einige Tage zurückliegt, so daß man nicht mehr mit einer Konzeption rechnen muß.

Die *Versagerrate* der Portio-Kappe liegt bei **7** pro 100 Anwendungsjahre (Tietze u. Mitarb. 1953) und ist damit höher als bei Anwendung eines Scheidendiaphragmas.

### Kontraindikationen

Nicht anwenden kann man die Portio-Kappe bei größeren Zervixrissen, ausgedehnten Portioerosionen oder Ovula Nabothii. Eine klare Gegenindikation besteht beim Vorhandensein einer Adnexentzündung, einer Endometritis oder Zervizitis. Gesundheitliche Schäden sind nicht beschrieben worden (Kahn-Nahan 1963).

### Beurteilung

Gegenüber dem Scheidendiaphragma wird es von manchen Frauen als Vorteil betrachtet, daß sie nach dem Aufsetzen der Portio-Kappe für etwa 3 Wochen einen gewissen Schutz genießen kann, ohne sich abends und morgens um das Einführen bzw. Herausnehmen des Okklusiv-Pessars kümmern zu müssen. Die Portio-Kappe hat keine weite Verbreitung gefunden und ist in Deutschland nur über den Import aus Großbritannien erhältlich.

### Scheidendiaphragma

Das Scheidendiaphragma wurde 1982 von dem Flensburger Arzt Mensinga beschrieben. Bis vor 20–25 Jahren war das Scheidendiaphragma in den Birth-Control-Ambulatorien der angelsächsischen Länder das meist empfohlene empfängnisverhütende Mittel. Es besteht aus einer mit Gummi überzogenen runden Drahtspirale und einem Diaphragma aus dünnem, nachgiebigem Gummi (Abb. **15**). Die Mensingapessare werden in verschiedenen Größen hergestellt. Bei multiparen Frauen werden am häufigsten Diaphragmen mit einem Durchmesser von 70–90 mm benötigt, wird eine zu kleine Nummer gewählt, so ist die Abdichtung durch das Diaphragma unzuverlässig, ein zu großes Diaphragma verursacht ein dauerndes Druckgefühl.

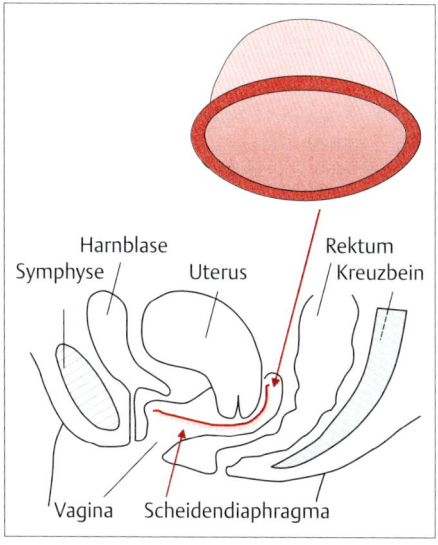

Abb. **15**  Scheidendiaphragma in situ. Stark schematisierter Sagittalschnitt durch das weibliche Genitale.

## Handhabung

Da das Diaphragma abends eingeführt und morgens herausgenommen wird, muß die Patientin die Handhabung selbst erlernen. Beträgt die Liegedauer mehr als 12 Stunden, so entsteht eine *Kolpitis* mit foetidem Fluor. Unter Anleitung eines Arztes, der bei einer gynäkologischen Untersuchung die erforderliche Größe des Diaphragmas festgestellt hat, übt die Patientin das Einführen des Pessars, die Kontrolle seines Sitzes und seine Entfernung. Die Zuverlässigkeit des Scheidendiaphragmas ist weitgehend von seiner richtigen Handhabung abhängig. Sein *Sitz* ist dann richtig, wenn der hintere Rand im hinteren Scheidengewölbe liegt, wenn sich der vordere Rand hinter der Symphyse befindet und wenn die Patientin die Portio innerhalb des Spiralringes tastet. Der Außenring federt und kann seitlich zusammengedrückt werden, was das Einführen des Diaphragmas erleichtert. (Es bestehen gewisse Analogien in anatomischem Sitz, Einführen und Herausnehmen zum in der Frauenheilkunde weit gebräuchlichen Falk-Pessar.)

Die *Versagerquote* besteht unter ungünstigen Bedingungen in **2–4** pro 100 Anwendungsjahre, wenn man die Anwendung mit der Applikation einer spermiziden Creme kombiniert (Vessey u. Wiggins 1974; Döring u. Schicketanz 1986).

## Kontraindikation

Nicht anwendbar sind die Mensingapessare bei starker Retroflexio uteri, hochgradigem Descensus vaginae, Narben und Stenosen der Vagina, Kolpitis sowie bei manchen Frauen, die noch nicht geboren haben. Gesundheitliche *Schäden* sind nicht beschrieben worden. Wenn eine Frau versäumt, das Okklusivpessar wieder zu entfernen, dann entsteht eine ebenso foetide wie harmlose *Kolpitis,* wie sie zustande kommt, wenn ein Tampon zu lange in der Vagina liegenbleibt. Nicht wenige Frauen lehnen die tägliche *Manipulation* am eigenen Genitale ab, wie sie mit der konsequenten Anwendung des Scheidendiaphragmas verbunden sind.

## Beurteilung

Eine wichtige Voraussetzung für die Verordnung des Scheidendiaphragmas ist die Kenntnis der Größenfeststellung und des Gebrauches, welche an die Patientin sorgfältig zu vermitteln sind. Die wichtigste Voraussetzung allerdings ist der erklärte Wunsch einer Patientin, sich dieser Methode zu bedienen, da vor allem durch Anwendungsfehler die

Verläßlichkeit erheblich herabgesetzt werden kann. Ein überzeugendes Argument für das Scheidendiaphragma ist der dem Kondom entsprechende *Infektionsschutz* und die dem Kondom analoge Senkung der Rate zervikaler *Präkanzerosen.*

### Andere Barrieremethoden

In neuerer Zeit ist eine weitere Barrieremethode auf den Markt gekommen, die allerdings noch keine nennenswerte Verbreitung hat finden können. Diese „*Femshield*" genannte Analogkonstruktion zum Kondom besteht in einer Kunststoffauskleidung der Scheide, die durch einen starren Ring daran gehindert wird, vollständig in die Scheide hereinzurutschen. Die Methode bietet gegenüber dem Kondom oder dem Diaphragma keine wesentlichen Vorteile und sollte auch nur im Zusammenhang mit spermiziden *Cremes* oder *Schwämmen* benutzt werden.

# Intrauterinpessar

Empfängnisverhütung durch Einlage von Fremdkörpern in den Uterus hat eine lange Geschichte. Es ist überliefert, daß bereits im Altertum Kamelen kleine Steine in den Uterus gelegt wurden, um eine Trächtigkeit auf langen Reisen zu vermeiden. Die erste Beschreibung über die Anwendung von intrauterinen Gegenständen zur Kontrazeption beim Menschen findet sich bei Hippokrates. Erstmals weite Verbreitung fand in den 20er Jahren dieses Jahrhunderts der nach Gräfenberg benannte Ring. Zunächst wurde er aus Seidenfäden konstruiert, die ringförmig angeordnet waren, später mit Silberdraht umwickelt, um Stabilität zu erhalten. Auf den Gräfenberg-Ring zurück geht die sog. *Lippes*-Spirale, welche zwar nicht mehr für die Kontrazeption, immer noch allerdings zur Adhäsionsprophylaxe nach metroplastischen Operationen verwendet wird.

### Die Vorläufer

Es bestehen grundsätzliche Unterschiede zwischen den heute gebräuchlichen Intrauterinpessaren und ihren Vorläufern. Die alten Pessare bestanden aus einem im Corpus uteri befindlichen Teil und einem Verbindungsstift, der durch den Zervikalkanal bis zu einer vor der Portio liegenden Abschlußplatte lief (Abb. **16**). Durch die mechanische Brücke zwischen der normalerweise keimfreien Uterushöhle und der keimbesiedelten Vagina zerstörten sie eine wichtige Barriere des natürlichen Infektionsschutzes des weiblichen Genitales, so daß es nicht selten zu schweren *Entzündungen* kam. Erstmals der Gräfenberg-Ring, ohne Verbindung zur Vagina, stellte einen deutlichen Fortschritt hinsichtlich unerwünschter Wirkungen und mit einer *Versagerquote* von **1,6** auf 100 Frauen und Jahre dar.

Mit der **Lippes-Schleife** aus gewebefreundlichem Plastikmaterial wurde ein weiterer Schritt getan, dessen Vorteil vor allem darin bestand, daß das IUP in gestrecktem Zustand durch ein 4 mm weites Einführrohr sehr leicht intrauterin appliziert werden konnte, meist sogar ohne Dilatation der Zervix. Er konnte im Gegensatz zum Gräfenberg-Ring, der alle 6 – 12 Monate gewechselt werden mußte, beliebig lange im Uterus belassen werden.

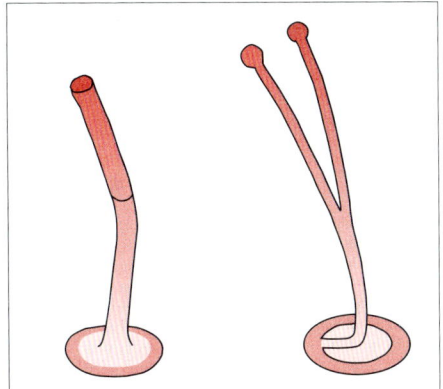

Abb. **16**  Intrauterin-
pessare „alter Art": links
das sogenannte Fructulet
nach Nassauer, rechts
das Spreizpessar nach
Hollweg. Ihre Anwen-
dung ist wegen der damit
verbundenen Gefahren
für Gesundheit und Leben
der Patientin diskrimi-
niert.

### Kupferhaltige IUP's

Die Einführung von kupferdrahtumwickelten IUP's (Abb. **17**) führte zu einer weiteren Erhöhung der kontrazeptiven *Verläßlichkeit.* Kupferhaltige IUP's sollten nach 3 Jahren entfernt bzw. gewechselt werden, weil nach dieser Zeit der Kupferdraht verbraucht ist und brüchig wird. Eine Ausdehnung der *Liegezeit* auf 5 Jahre wird von manchen Autoren für unbedenklich gehalten.

### Weiterentwicklung

1974 wurde eine weitere wesentliche Modifikation auf den Markt gebracht. Das *gestagen*mediziertе **IUP** vereinte die Wirkungsweise der klassischen Spirale mit der einer Gestagen-Kontrazeption. Das Biograviplan-Progestasert-IUP und das norgestrelhaltige Nova-T-Pessar (Pharriss u. Mitarb. 1974; Lukainen u. Mitarb. 1986) haben vor allem aus Gründen der Kosten und der relativ kürzeren Liegedauer eine deutlich geringere Verbreitung gefunden, als die klassischen Kupferspiralen.

### Größen und Modelle

In der Absicht, die Größe des Intrauterinpessars der Größe des Cavum uteri besser anpassen zu können, gibt es von manchen Typen unterschiedliche Modelle, so z. B. für den Lippes-Loop 4 und für das Multiload 3 verschiedene Größen. Die Vergrößerung der Kupferober-

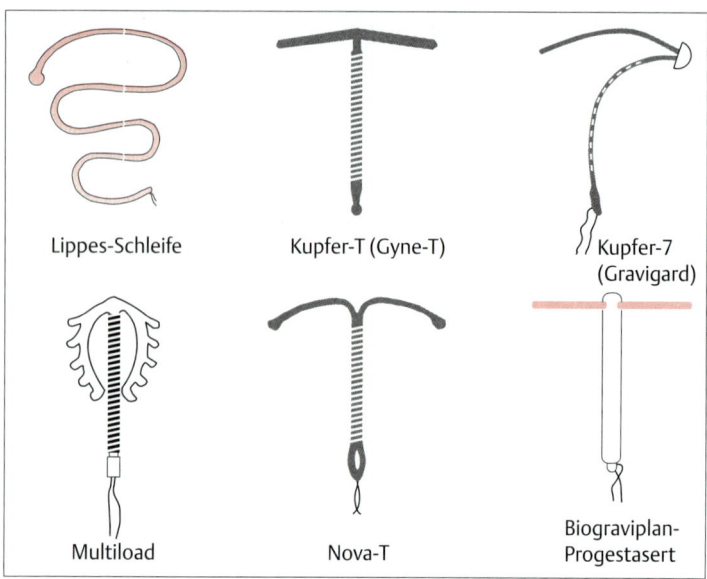

Abb. **17**    Bei uns im Handel befindliche Intrauterinpessare: Weiterentwicklung von der 2. bis zur 4. Generation der kupferhaltigen IUP's (Intrauterinpessare).

fläche von 250 qmm bei dem üblichen Multiload-Cu 250 auf 375 qmm beim Multiload-Cu 375 soll eine höhere Sicherheit bieten (Thiery 1985). Neuere Entwicklungen, die vor allem durch Formveränderungen die Expulsionsraten mindern sollen, sind hinsichtlich ihrer Vorteile noch nicht ausreichend evaluiert worden.

### Wirkungsweise

Es besteht heute wenig Zweifel daran, daß IUP's nicht länger als *Abortiva* angesehen werden dürfen. Diesbezügliche Vermutungen gelten allenfalls noch für die postkoitale Anwendung, müssen aber bei Dauereinlage eines IUP's als obsolet angesehen werden.

Segall u. Mitarb. (1985) konnten keine Befruchtung bei Frauen mit IUP nachweisen. Ebenso wurden keine befruchteten Eizellen in den Tuben von IUP-Trägerinnen festgestellt (Alvarez u. Mitarb. 1988).

! Zusammen mit dem Befund einer deutlich verminderten Spermien-
rate in den Eileitern von IUP-Trägerinnen (Bredway u. Mitarb. 1975)
muß davon ausgegangen werden, daß die Hauptwirkung der Spi-
ralen in einer Inaktivierung der Spermatozoen zu finden ist.

Die spermizide Wirkung von IUP's, vermittelt über eine sterile
Entzündung des Endometriums und eine erhöhte Konzentration von
Kupferionen, ist eine klassisch **kontrazeptive.**

## Anwendungsweise

### Ärztliche Aufgabe

Um gefährliche Komplikationen zu vermeiden, sollte das Einlegen
eines Intrauterinpessars dem Gynäkologen vorbehalten bleiben. Die
Applikation durch medizinisches Hilfspersonal, wie sie in den USA und
vielen anderen Ländern, vor allem der dritten Welt propagiert und prak-
tiziert wurde, ist entschieden abzulehnen.

Die *Einführung* eines Intrauterinpessars muß unter denselben
strengen aseptischen Kautelen geschehen, wie jeder andere intrauterine
Eingriff; sie erfordert die Anwendung steriler Handschuhe und steriler
Instrumente. Selbstverständlich steht vor jeder Einlage der Ausschluß
von Kontraindikationen (Tab. **29**).

Hierzu gehört neben einer gründlichen *Anamnese* die gynäkologische *Untersuchung*, vorzugsweise bei zweifelhaften Befunden der vaginale Ultraschall, um Form und Konfiguration des Cavum uteri zu
objektivieren. Der Reinheitsgrad der Zervix sollte ebenfalls bestimmt
werden. Ein Abstrich nach Papanicolaou sollte vorliegen oder vor der
Einlage abgenommen werden.

### Ablauf

Die Vagina wird, wie für einen intrauterinen Eingriff, desinfiziert.
Nach Entfaltung der Vagina mit sterilen Specula wird die Portio ein-
gestellt, mit einer Kugelzange angehakt und vorgezogen. Es folgt die
Sondierung des Cavum uteri. Falls erforderlich, wird der Zervikalkanal
bis Hegar Nr. 4 erweitert. Eine Dilatation der Zervix ist bei Frauen, die
geboren haben, meist während der Regel nicht erforderlich. Anschließend wird der Applikator bis in das Cavum uteri eingeführt und das
Intrauterinpessar mit dem Kolben des Applikators durch das Applika-
torrohr vorsichtig in das Cavum uteri geschoben. Dort nimmt das Intrauterinpessar sofort wieder seine normale Form an. Mit dem Entfernen

des Applikatorrohres aus der Zervix ist die Einführung des Pessars beendet. Andere, bestimmte Typen von IUP's entfalten sich beim Zurückziehen des Applikatorrohres.

Als günstigster *Zeitpunkt* für die Einführung eines Intrauterinpessars haben sich die letzten Tage der Menstruation ergeben. Zu diesem Zeitpunkt ist der Zervikalkanal etwas erweitert.

### Nach der Entbindung

Die Einlage eines IUP's post partum scheint mit einer deutlich erhöhten Perforationsrate verbunden zu sein (Sivin 1984). Empfohlen wird allgemein die IUP-Einlage 5–6 Wochen nach der Geburt, zum Zeitpunkt der in den Deutschen Mutterschaftsvorsorgerichtlinien geplanten Nachuntersuchung. Gegen eine unmittelbar post abortum erfolgende Einlage ist nichts einzuwenden. Beim nichtgraviden, normalgroßem Uterus sollte der IUP-Faden auf eine Länge von 2 cm gekürzt werden.

### Vaginalsonographie

Nach Einlage ist der korrekte *Sitz* durch eine Vaginalsonographie zu überprüfen. Hierbei kommt es vor allem darauf an, daß der Pessar-Fundusabstand gering ist (Größenordnung weniger als 2 cm).

Darüber hinaus erlaubt die Sonographie auch den sicheren Ausschluß einer Spiralenperforation als der schwersten *Einlagekomplikation*. Häufigkeiten bis zu 8,7 % werden in der Literatur angegeben (Connell 1983). Neben steiler Ante- oder Retroflexio des Uterus sind für eine Perforation die schwere Sondierbarkeit des Zervikalkanales mit Bildung einer Via falsa, eine nicht hinreichende Streckung des Uterus mit Hilfe der Kugelzange und Myometritiden disponierende Bedingungen.

### Abstoßung

Eine *Kontrolle* des korrekten Sitzes des IUP's ist vor allem nach der ersten Menstruation, also etwa im Abstand von 6 Wochen nach Einlage, empfehlenswert. Die Expulsionsrate ist während der ersten Menstruation am größten. Weitere Kontrollen, die Zwischenanamnese, gynäkologische Untersuchung, Zytologie, Kontrolle der Fadenlänge und der Lage des IUP's (durch Ultraschall) beinhalten sollten, sind in halbjährigen Abständen ausreichend.

### Aufklärungsgespräch

Da die Einlage eines Intrauterinpessars als, wenn auch kleiner, so doch operativer Eingriff in die körperliche Integrität zu werten ist, sollte ein Aufklärungsgespräch stattfinden, das die Patientin über die Kriterien zur Auswahl der Methode, die Komplikationen bei ihrer Anwendung und die Zuverlässigkeit informiert. Zwar ist nicht unbedingt gefordert, daß ein solches Aufklärungsgespräch auch schriftlich von der Patientin bestätigt werden sollte, zumindest aber muß im Krankenblatt eine *Notiz* über die Tatsache und den Inhalt des Aufklärungsgespräches enthalten sein.

### Zuverlässigkeit

In der größten veröffentlichten Statistik (Tietze u. Lewit 1968) betrug die *Versagerquote* durchschnittlich **3,4** auf 100 Anwendungsjahre. Die Zuverlässigkeit hängt zum einen vom verwendeten *Modell,* zum anderen aber auch von der *Dauer* der Anwendung ab. Die Versagerquote wird mit zunehmender Liegedauer des IUP's geringer. Ein Grund hierfür dürfte die abnehmende Häufigkeit der Spontanausstoßungen sein. In Tab. 27 sind die wichtigsten, mit der Zuverlässigkeit der Spirale zu-

Tab. 27 Zusammenstellung der wichtigsten Ergebnisse bei Anwendung verschiedener Intrauterinpessare (nach Moyer, Shaw u. Fu). Alle Werte sind auf jeweils 100 Anwendungsjahre berechnet

| IUP–Typ | Versager-quote | Entfernungs-rate wegen Blutungen oder Schmerzen | Quote der Spontanaus-stoßungen | Fortsetzungs-rate nach 12 Monaten |
|---|---|---|---|---|
| Lippes-Loop | | | | |
| Größe D | 2,6 | 11,8 | 10,8 | 68,0 |
| Kupfer-T | 1,6 | 8,5 | 9,1 | 72,3 |
| Kupfer-7 | 2,9 | 10,9 | 15,7 | 62,6 |
| Multiload Cu 250 | 0,7 | 3,7 | 1,4 | 86,7 |
| Progestasert | | | | |
| Parae | 1,9 | 9,7 | 3,1 | 79,1 |
| Nulliparae | 2,5 | 12,1 | 7,5 | 70,9 |

sammenhängenden Ergebnisse aus einer Übersichtsarbeit von Moyer u. Mitarb. (1980) zusammengestellt.

## Komplikationen der Anwendung des IUP's

Neben der Expulsion ist die am häufigsten zitierte und am meisten gefürchtete Komplikation der Intrauterinspirale die aufsteigende **Infektion** des inneren Genitales.

Die ersten Untersuchungen zu diesem Thema wurden in den frühen 60er Jahren durchgeführt und konnten einen Zusammenhang zwischen infektiösen Komplikationen und IUP-Gebrauch nicht bestätigen. In der Folgezeit wurde dieses Thema jedoch wieder aufgegriffen und gipfelte in der Entfernung des Dalcon-Shields vom amerikanischen Markt (Foulkner u. Ory 1976; Burgmann 1980; Kaufman u. Mitarb. 1983).

Die meisten der zu einem für das IUP negativen Ergebnis gelangenden Studien waren *Fallkontrollstudien.*

Die große prospektiv durchgeführte Kohortenstudie der Oxford Family Planning Association (Vessey u. Mitarb. 1981) gelangte zu der Feststellung eines über 10× so großen relativen Risikos für Hospitalisierungsraten infolge einer Infektion des inneren Genitales. Die Folge war der komplette Rückzug der IUP's vom amerikanischen Markt mit Ausnahme des gestagenmedizierten Progestasert. Der Grund für diesen Schritt lag allerdings nicht in substantiierten Feststellungen hinsichtlich des tatsächlichen Risikos der Intrauterinspirale, sondern in den Besonderheiten des amerikanischen Produkthaftungsrechtes.

### Studien

Im Zuge der 80er Jahre erschien eine Reihe neuer Studien, die das IUP-assoziierte Infektionsrisiko geringer einstuften als die vorherigen Arbeiten (Larson u. Mitarb. 1981; Sung 1984; Edelmann 1986). Auch eine erneute Analyse der Daten der Oxford Family Planning Association, unter Berücksichtigung weiterer Variabler, erbrachte keine signifikante Risikoerhöhung von Frauen mit Intrauterinspiralen gegenüber Frauen, die keine kontrazeptive Methode anwandten (Buchan u. Mitarb. 1990).

Zusammenfassend kann heute davon ausgegangen werden, daß die IUP-assoziierten *Entzündungen* des inneren Genitales, vor allem mit der Einlage selbst zusammenhängen und zeitlich sehr eng an diese assoziiert sind. Ein insgesamt erhöhtes Risiko von IUP-Trägerinnen, entzündliche Erkrankungen des inneren Genitales zu akquirieren, ist auf Faktoren der *Lebensführung,* nicht aber auf die Art der Kontrazeption selbst zurückzuführen. Die Frage, ob ein hypothetisch erhöhtes Infektionsrisiko mit dem Spiralenfaden zusammenhängt, konnte bis heute nicht geklärt werden.

Auch für die Annahme, daß IUP-Trägerinnen häufiger von der meist subklinisch verlaufenden, aber mit einer hohen *Infertilitätsrate* belastete Chlamydien-Infektion betroffen seien, entbehren jeder faktischen Grundlage. Es konnte gezeigt werden, daß IUP-Trägerinnen keinerlei erhöhte Chlamydien-Infektionsrate gegenüber Frauen, die sich keiner kontrazeptiven Methode bedienten, aufwiesen (Edelman 1989).

Da sich die Annahme einer vermehrten Infektionsgefährdung nicht durch wissenschaftlich-klinische Daten bestätigen ließ, ist es nicht verwunderlich, daß auch die früheren Berichte über eine erhöhte Infertilitätsrate bei ehemaligen IUP-Trägerinnen einer genauen Analyse nicht standhielten.

In einer methodenkritischen Übersichtsarbeit konnte Skjeldestad (1992) diesbezügliche Vermutungen auf methodische *Irrtümer* zurückführen. In einer eigenen Arbeit (Skjeldestad u. Bratt 1987) wurde kein Hinweis auf eine Fertilitätsminderung durch den IUP-Gebrauch gefunden. Auch in weiteren Übersichtsarbeiten und Untersuchungen ließ sich keine Bestätigung der eingangs aufgestellten *Hypothese* mehr finden (Struthers 1991).

Aufgrund ihrer empfängnisverhütenden Wirkung ist bei IUP-Trägerinnen die Zahl der ektopen *Schwangerschaften* gegenüber dem Erwartungswert für ein Normalkollektiv deutlich verringert. Allerdings ist im Falle des Versagens der Methode oder ihrer Anwendung die Rate der zu erwartenden ektopen Schwangerschaften höher. Dies gilt vor allem für die ersten Anwendungsjahre (Connell u. Tatum 1984).

Das *Abortrisiko* beträgt bei liegendem IUP mehr als 50% (Tatum u. Mitarb. 1976). Die Entfernung des IUP's vermag das Risiko zu vermindern.

Sollte eine Frau die unter dem IUP entstandene Schwangerschaft austragen, so besteht kein erhöhtes *Fehlbildungsrisiko.* Annahmen, daß vor allem das ionisierte Kupfer zu Keimschädigungen führen könnte, haben sich als falsch erwiesen (Tatum u. Mitarb. 1976).

Hauptursache für die Entfernung des IUP's sind Dysmenorrhöen und Blutungsstörungen, vorzugsweise als Metromenorrhagien. Erscheinungen dieser Art können durch Auswahl eines nach der Größe geeigneten IUP's vermindert werden. Da *Dys-* und *Hypermenorrhöen* mit zunehmender Liegedauer des Pessars abnehmen, ist die Aufklärung der Patientin über die Möglichkeit dieser Symptome von entscheidender Bedeutung für die Fortsetzung der intrauterinen Kontrazeption (Tab. 28).

| | |
|---|---|
| 1. Formveränderungen des Cavum uteri<br>  a) bei Uterus myomatosus<br>  b) Uterusfehl- (Doppel)bildungen<br>  c) starke Uterushypoplasie<br>2. akute Infektionszustände des inneren Genitales<br>  a) Kolpitis<br>  b) Zervizitis<br>  c) Endometritis<br>  d) Salpingitis<br>3. starke Dys- und Hypermenorrhö<br>4. genitale Blutungen unklarer Genese<br>5. Schwangerschaft<br>6. rezenter septischer Abort oder postpartuale<br>  Endometritis<br>7. Kupferallergie<br>8. Antikoagulantientherapie | Tab. 28 Kontra-indikationen der intrauterinen Emp-fängnisverhütung |

### Intrauterinpessare bei Jugendlichen und Nulli-Parae

Die Annahme, der Gebrauch von Intrauterinspiralen fördere infektiöse Komplikationen mit der Folge der *Infertilität,* hat die Verbreitung der Methode unter jüngeren Frauen deutlich begrenzt. Da eine erhöhte Infektionsrate jedoch nicht Kriterium oder relative Kontraindikation sein kann, bedarf diese Auffassung einer gewissen Revision.

Studien in nulliparen Patientinnen haben keinerlei Nachteile gegenüber Frauen mit Kindern ergeben (Wilson 1989; van Os u. Mitarb. 1981; van Kets u. Mitarb. 1980; Thiery u. Mitarb. 1985). Das *Verbot* des IUP's bei nulliparen Patientinnen scheint aufgrund klinischer und epidemiologischer Daten nicht mehr begründbar zu sein. Allerdings bedarf, gerade bei der intrauterinen Kontrazeption, die rechtliche Problematik einer besonderen Beachtung. Entsprechende Empfehlungen beinhalten einen ähnlichen Standpunkt, wie er bereits an anderer Stelle bei der Verordnung oraler Kontrazeptiva vertreten worden ist. Allerdings sollte wegen des Charakters der IUP-Einlage, als eines operativen Eingriffes, die *Dokumentation* besonders sorgfältig geführt werden.

Selbstverständlich ist der Ausschluß einer floriden Entzündung des inneren Genitales, eine adäquate Cavimetrie und die Abwesenheit von Blutungsstörungen und Dysmenorrhöen Voraussetzung für die Indikationsstellung. Eine sorgfältige Abwägung empfängnisverhütender *Alternativen,* vor allem der oralen Kontrazeptiva, muß in jedem Falle vorausgehen und Gegenstand entsprechender Eintragungen in die Patientendokumentation sein.

## Kontraindikationen

Spezielle Kontraindikationen gegen die Einlage eines IUP's resultieren im wesentlichen aus der metrischen Beziehung des Pessars zum Cavum uteri sowie aus allgemeinen infektiologischen Überlegungen. Von den in Tab. 28 zusammengefaßten Gegenanzeigen sind Formabweichungen des Cavums durch Fehlbildungen oder Myohyperplasie sowie die akute Endometritis, Zervizitis und Kolpitis die für praktische Belange entscheidenden. Die Kupferallergie ist eine mit einer Häufigkeit von 1 : 200 000 sehr seltene Gegenanzeige. Frühschwangerschaft, unklare genitale Blutungen und Antikoagulantienbehandlung sprechen selbstverständlich gegen eine IUP–Einlage.

Tab. **29**  Vor- und Nachteile der intrauterinen Kontrazeptiva (modifiziert nach Döring 1988)

| Vorteile | Nachteile |
| --- | --- |
| 1. Zuverlässigkeit | 1. nicht so sicher wie die Pille |
| 2. Reversibilität | 2. in Schwangerschaften bei liegendem IUP erhöhtes Risiko von Extrauteringraviditäten |
| 3. gesundheitliche Risiken sind relativ selten | |
| 4. Wechsel meist erst nach 3 – 5 Jahren, evtl. überhaupt nicht erforderlich | 3. in Schwangerschaften bei liegendem IUP Risiko des septischen Abortes |
| 5. keine Vorbereitungshandlungen vor dem sexuellen Kontakt erforderlich | 4. Applikation oft schmerzhaft |
| | 5. Regelblutung stärker |
| 6. ohne Bedenken anwendbar während der Laktation (Applikation 5 Wochen post partum möglich) | 6. nicht selten Entfernung nötig wegen starker Blutungen oder starker Schmerzen |
| 7. relativ niedrige Kosten | 7. Spontanausstoßung ist möglich |
| 8. kein Eingreifen in das hormonale Regulationssystem | 8. Gefahr der Uterusperforation bei der Einlage |
| 9. es gibt keine „Patientenfehler" | 9. Akzeptabilität manchmal eingeschränkt wegen Bedenken, einen „Fremdkörper" in sich zu tragen |
| 10. benutzbar als Morning-after-Maßnahme nach ungeschütztem sexuellen Kontakt in Zyklusmitte | |
| 11. kein Abortivum | |

# Irreversible Methoden

## Chirurgische Sterilisation

Die Frage, inwieweit der Patientenwunsch hinreichende Begründung für die Vornahme einer definitiven kontrazeptiven Maßnahme sein kann, ist ungeklärt. Das *Selbstbestimmungsrecht* der Frau (aber auch dasjenige des Mannes) gilt als hohes Rechtsgut. Es ist daher anzunehmen, daß der wohlüberlegte Wunsch nach einer nicht rückgängig zu machenden kontrazeptiven Maßnahme, eine solche im juristischen Sinne hinreichend zu rechtfertigen vermag. Allerdings wird der den Eingriff durchführende Arzt gehalten sein, nicht einfach den Auftrag der Patientin als hinreichende Rechtfertigung seines Tuns zu akzeptieren, sondern vielmehr zu überprüfen, ob tatsächlich die *Grundlage* einer tragfähigen Entscheidung gegeben ist.

Hierzu zählt vor allem die *Einsichtsfähigkeit* der Patientin und die nachvollziehbar vorgetragenen Beweggründe. Bei allzu offensichtlichen Momententscheidungen, deren dauerhafte Gültigkeit durchaus in Frage steht, sollte außerordentliche Zurückhaltung geübt werden. Entscheidend ist, wie immer bei forensischen Fragestellungen in der Medizin, die aus der Patientendokumentation erkennbaren vernünftigen Abwägungen und Überlegungen, welche gemeinsam mit der Patientin zu dem Entschluß für die geplante medizinische Maßnahme geführt haben. Insofern wird es weniger darauf ankommen, ob denn beispielsweise die Sterilisation einer unverheirateten 29jährigen Frau ohne Kinder als sittenwidrig anzusehen ist, sondern vielmehr, ob sie angesichts der individuellen *Lebensplanung* dieser Patientin, unter Berücksichtigung ihrer Eigenart und ihrer Lebensumstände, eine nachvollziehbare und vernünftige Form der Empfängnisverhütung sein kann. Dabei sollte tunlichst nicht darauf abgehoben werden, daß durch extrakorporale Fertilisierungstechniken oder refertilisierende operative Maßnahmen eine definitive Kontrazeption sensu stricto nicht gegeben ist.

Wer sich als Arzt einer letztendlich nicht ganz auszuschließenden *Rechtsunsicherheit* nicht aussetzen will, mag in solchen Fällen auf eine entsprechende Maßnahme verzichten. Allerdings ist zu bedenken, daß vor allem im Falle für die Patientin nicht bestehender kontrazeptiver Alternativen eine Ablehnung eines ernsthaften Wunsches nach definitiver Unfruchtbarmachung auch wohl überlegt und begründet sein sollte. Im Falle klarer Kontraindikationen oder Unzumutbarkeiten bzw. bei erfülltem Kinderwunsch und hinreichendem Alter einer Frau wird die Entscheidung, ihrem Wunsch nach Sterilisation nachzukommen, eher leicht sein.

### Vorgehensweise

Die gebräuchlichste Methode der Sterilisation der Frau ist heute die pelviskopisch vorgenommene thermische **Destruktion** des isthmischen Anteiles der Tuben.

Nach Einführung bipolaren Hochfrequenzstromes sind die gefürchteten Darmwandnekrosen bei Gebrauch unipolaren Stromes außerordentlich selten geworden. Eine weitere Verminderung der Komplikationsrate ist durch die thermische Erhitzung und Denaturierung der Tube zu erwarten, so daß das Gewebe nicht mehr direkt mit dem elektrischen Strom in Berührung kommt.

Eine *Versagerrate* zwischen **0,9 – 4 ‰** (Loffer u. Benton 1980) spricht für eine hohe Zuverlässigkeit.

Wichtig ist selbstverständlich, daß der Operateur sich, wie bei allen anderen chirurgischen Methoden auch, versichert, daß sich nicht schon zum Zeitpunkt der Tubensterilisation eine Lutealphasenschwangerschaft bei der Patientin findet. Im Einzelfalle kann der Nachweis außerordentlich schwierig sein, daß es sich um eine präexistente Schwangerschaft, nicht aber um einen Methodenfehler handelt.

❗ Es ist daher allgemein empfohlen, die Sterilisation ausschließlich in der ersten Zyklushälfte oder nach entsprechender Aufklärung durchzuführen.

Als zusätzliche Maßnahmen können die Tubenteilstücke nach Koagulation mit der Schere durchtrennt oder anstelle der Wärmedestruktion auch Clips aus Kunststoff oder Metall verwendet werden. Desweiteren können Silastik-Ringe verwendet werden, die über eine Tubenschlinge gestülpt werden und relativ einfach zu entfernen sind. Es sollte bei jeder Art der pelviskopischen Sterilisation darauf geachtet werden, daß möglichst nur die Tube selbst, nicht aber die Strukturen mitgeschädigt werden, welche die vom Uterus zum Ovar führenden Rami ovarici arteriae et venae uterinae tragen.

### Alternative Operationstechniken

Bei Vorhandensein seltener *Kontraindikationen* gegen die pelviskopische Operationstechnik oder im Zuge ohnehin durchzuführender Laparotomien kommen auch resezierende Verfahren der chirurgischen Tubensterilisation in Betracht.

Das zunächst vielfach geübte Vorgehen nach Madlener, bei dem die Basis einer mit der Pinzette elevierten Tubenschleife gequetscht und anschließend ligiert wird, muß aufgrund seiner hohen *Versagerrate* (**14‰**) als obsolet angesehen werden.

Die sicherste Methode stellt die Operation nach Irving dar, bei der ein isthmisches Tubenteilstück exzidiert und der proximale Tubenstumpf in das Myometrium eingenäht wird. Der distale Stumpf wird zwischen die Blätter des Ligamentum latum versenkt. Technisch schwieriger und mit einem etwas höheren Blutungsrisiko behaftet, ist dies, unter der Voraussetzung des Erhaltes des Uterus, die sicherste, aber bis heute nicht sehr verbreitete Methode.

In Anlehnung an die Tubensterilisation nach Madlener wurde von Pomeroy eine ähnliche Operation empfohlen, bei der allerdings die mit der Pinzette angehobene Schlinge des isthmischen Tubenteiles reseziert und gesondert proximal und distal unterbunden wird.

Verbreitet ist die Technik nach Kroener, bei der es sich um eine Fimbriektomie mit doppelter Ligatur, unter Verwendung nicht resorbierbaren Nahtmateriales, handelt. Die mit **6‰** relativ hohe *Versagerrate* läßt sich durch Einnähen des Tubenstumpfes in das Ligamentum latum vermindern.

Die Methoden nach Aldridge u. Uchida haben sich im deutschen Sprachraum nicht durchsetzen können.

Sämtliche resezierenden Verfahren sind mitunter technisch etwas schwieriger, jedoch auch über den Zugang einer hinteren Kolpozöliotomie anwendbar.

### *Komplikationen*

Die Zuverlässigkeit der Tubensterilisation wird vor allem durch technische *Fehler,* aber auch durch die Möglichkeit der *Rekanalisation* beeinträchtigt. Die Unerfahrenheit des *Operateurs,* vor allem bei durch Verwachsungen erschwerter Übersichtlichkeit kann zur Wahl des falschen Substrates (Ligamentum rotundum, Ligamentum ovarii proprium), die Verwendung falschen oder nicht richtig applizierten Nahtmaterials zu Nahtinsuffizienzen und sekundären Eröffnung der Tube führen. Analoges gilt auch für die Verwendung okkludierenden Clip-

oder Ringmaterials. Eine nicht zu unterschätzende Bedeutung hat das simple Vergessen der Sterilisation einer Seite.

## Letalität

Die Letalität der chirurgischen Tubensterilisation ist vor allem auf das basale Narkoserisiko zu beziehen. Etwa $1\frac{1}{3}$–$1\frac{2}{3}$ der insgesamt 0,2‰ betragenden Sterblichkeit (Peterson u. Mitarb. 1983; Liskin 1985) sind unter Inkaufnahme einer erheblichen Belästigung der Patientin durch das Vorgehen in Lokalanästhesie (Mini-Laparotomie) vermeidbar. Dieses Vorgehen hat sich jedoch nicht durchgesetzt. Die chirurgische Letalität ist vor allem durch *Infektionen* und *Blutungen* gegeben. Die postoperative Morbidität ist bei der Anwendung pelviskopischer Technik etwas geringer als bei der Laparotomie. Vor allem unerkannte Schädigungen der *Darmwand* oder größerer *Gefäße* sind hierfür verantwortlich. Nach Tubensterilisation ist bei Eintritt einer Schwangerschaft der Anteil der ektopen Lokalisationen deutlich erhöht (Liskin u. Mitarb. 1985).

## Neuere Techniken

Eine völlig neue Technik der Sterilisation der Frau bedient sich des transuterinen Weges. Hierbei wird der intramurale Teil der Tube mit einer Hochfrequenzelektrode kauterisiert (Elektrokoagulation), welche hysteroskopisch in die Tubenostien eingeführt wird. Die so entstehende sekundäre Fibrose führt zu einer verläßlichen Tubenokklusion.

Alternativ zur Elektrokoagulation wurde die *Thermokauterisation* erprobt. Allerdings sprechen die Zahlen auf einer großen Multizenterstudie der Weltgesundheitsorganisation (Darabi u. Mitarb. 1977) gegen die Anwendung dieser Techniken aufgrund erheblicher Schwangerschaftsraten.

Von Brumstedt u. Mitarb. wurde 1991 die Anwendung des *YAG-Lasers* inauguriert, welche allerdings ebensowenig befriedigende Resultate ergeben hat.

Auch der Versuch durch Applikation von *Quinakrin-Pellets* mit der Folge einer chemisch induzierten Entzündung und Fibrose der proximalen Tubenabschnitte führte nicht zu sicheren Erfolgen. Eine doppelseitige Tubenokklusion konnte bei 94% der Frauen nach 3 Quinakrin-Anwendungen konstatiert werden (El Kady u. Mitarb. 1993).

Eine weitere Variante der transuterinen Sterilisation besteht in der Einlage von intratubaren *Kunststoffkörpern* mit der Eigenschaft, durch Wasseraufnahme im Gewebe zu expandieren und damit den isthmischen Teil der Tuben zu okkludieren. Das am meisten versprechende Modell ist der von Brundin entwickelte P-Block. Eine vielversprechende Variante ist die Applikation flüssigen *Silikons,* welches in situ erstarrt und hysteroskopisch in die Tubenostien eingegeben wird (Houck u. Mitarb. 1983). Eine Kontrolle der Effizienz dieser Maßnahme über die Hysterosalpingographie wird allerdings empfohlen. Ausgedehnte Erfahrungen, besonders im Hinblick auf unerwünschte Wirkungen des freien Silikons, stehen zur Zeit nicht zur Verfügung.

# Nachwort

## Zur Wahl der Methode

Die kontrazeptive **Beratung** orientiert sich, wie jede medizinische Maßnahme, nicht nur an objektiven Gegebenheiten der Physiologie und Pathophysiologie, oder an den bekannten Charakteristika der zur Verfügung stehenden Interventionsmöglichkeiten, sondern auch – und nicht etwa nachrangig – an den Bedürfnissen und der Bereitschaft der Patientin sowie deren subjektiven Möglichkeiten.

Dies gilt im besonderen für die **Auswahl** von kontrazeptiven Methoden, deren Eignung neben der streng medizinischen Ebene, einer ganz wesentlichen Beurteilung durch die Patientin unterworfen ist. Anwendungssicherheit – und damit der Nutzen der Methode – sind von Einstellung und Fähigkeiten der Patientin in höherem Maße mitbestimmt. Vor allem aber auch das Potential harmloser nicht kontrazeptiver Effekte weist eine entscheidende Beziehung zur Einstellung der Patienten gegenüber der Empfängnisverhütung als solcher und der von ihr geübten Methode auf.

Die kontrazeptive **Effektivität** einer Methode läßt sich orientierend an den hierzu publizierten Pearl-Indizes (Schwangerschaften pro 100 Frauen und Jahr) ablesen (Tab. **30**). Legt man dieses Maß zugrunde, so weisen unter pragmatischen Gesichtspunkten Ovulationshemmer, orale und parenterale Gestagenpräparate sowie das Intrauterinpessar als reversible Methode und die chirurgische Sterilisation als irreversibles Verfahren vergleichbare und akzeptable Zuverlässigkeiten auf. Auf Vor- und Nachteile der einzelnen Verfahren sowie zu beachtende absolute und relative Kontraindikationen ist ausführlich eingegangen worden. Es besteht daher ein gewisser Spielraum für die Patientin zwischen zwar verschiedenartigen, aber in gewisser Hinsicht doch gleichwertigen Verfahren nach der persönlichen Präferenz zu entscheiden.

Gemessen am Kriterium des **Pearl-Index** weniger zuverlässige Verfahren können im Einzelfalle eine hohe kontrazeptive Effektivität aufweisen. Dies ist dann der Fall, wenn ihre Anwendung besonders akribisch und gut motiviert erfolgt. Patientinnen, welche in Abkehr von den üblicherweise von der Medizin vertretenen Methoden der Empfängnisverhütung selbst bestimmte Techniken der Anwendung von „Chemie" oder Fremdkörpern vorziehen und dies mit der nötigen Einsicht in Funktionsweise und Anatomie situationsgerecht tun, werden ins-

| Methode | erwartet | tatsäch-lich |
|---|---|---|
| keine | 85 | 85 |
| Sterilisation der Frau | 0,2 | 0,4 |
| Sterilisation des Mannes | 0,1 | 0,15 |
| Ovulationshemmer | 0,1 | ? |
| Minipille | 0,5 | ? |
| Depotgestagen | 0,3 | 0,3 |
| Gestagen-Implantat | 0,04 | 0,04 |
| Intrauterinpessar | 0,8 | ? |
| Diaphragma | 6 | 18 |
| Kondom | 2 | 12 |
| Spermizid | 3 | 21 |
| Portiokappe | 6 | 18 |
| Coitus interruptus | 4 | 18 |
| Messung der Basaltemperatur | 9 | ? |

Tab. 30 Zu erwartende (Methodenfehler) und tatsächliche (Methoden- und Anwendungsfehler) Häufigkeit von unerwünschten Schwangerschaften im ersten Anwendungsjahr pro 100 Frauen (nach Angaben des Population Council)

gesamt den als sicher geltenden Kontrazeptiva vergleichbare Erfolgsraten erzielen.

Voraussetzung für eine adäquate Anwendung sind allerdings eine gewisse intellektuelle und emotionelle **Reife,** für deren Feststellung objektiv nachprüfbare Kriterien schwer formulierbar sein dürften.

Das Argument des **Schutzes** vor sexuell übertragbaren Erkrankungen, einschließlich virogener Dysplasien, durch Barrieremethoden sollte mit Zurückhaltung bewertet werden. Selbst bei Gebrauch sicherer Kontrazeptiva steht der zusätzlichen Anwendung einer Barrieremethode durchaus nichts im Wege, wenn auf diese Weise auch infektiologischen Gesichtspunkten Rechnung getragen werden soll. Aus Gründen der Infektionshygiene jedoch eine verminderte kontrazeptive Sicherheit in Kauf zu nehmen, erscheint im Rahmen der Kontrazeptionsberatung kein überzeugendes Argument zu sein.

Während es sich bei der Bewertung der Methodeneffektivität um eine noch relativ einfach feststellbare Entscheidungsgröße handelt, ist die **Abwägung** von Nutzen und Risiko nicht unerheblichen Relativitäten unterworfen. Es sollte stets daran gedacht werden, daß in allererster Linie ein Kontrazeptivum die Aufgabe hat, zuverlässig eine unerwünschte Schwangerschaft zu verhindern. Es muß also vor allem an eben diesem Kriterium gemessen werden. Untersuchungen haben, wie ausführlich dargestellt, gezeigt, daß vorteilhafte und nachteilige Wirkungen auf die Gesundheit der Frau mit der Anwendung verschiedener

Verfahren verbunden sein können. Unzweifelhaft ist allerdings, daß der entscheidende Vorteil, auch im medizinischen Sinne der Kontrazeption, in der Vermeidung schwangerschaftsassoziierter Morbidität und Mortalität der Frau zu sehen ist. Dies bedeutet, daß am individuellen Gesundheitsrisiko durch das Eintreten einer Schwangerschaft auch die Gefährdung durch Kontrazeptiva selbst gemessen werden muß. Die sozioökonomischen und medizinischen Rahmenbedingungen spielen somit eine entscheidende Rolle bei der Abwägung des Kontrazeptionsrisikos.

Angesichts einer exorbitanten Müttersterblichkeit in den Entwicklungsländern kommt der Frage, ob denn durch Ovulationshemmer ein Myokardinfarkt ausgelöst werden könnte oder gar die Entwicklung eines Leberzellkarzinoms stimuliert wird, eine vergleichsweise bescheidene Bedeutung zu, ist doch die Vermeidung von Schwangerschaften hinsichtlich der Erhaltung von Leben und Gesundheit der Frauen ein ungleich größerer präventiver Beitrag.

So gesehen müssen Überlegungen zu Effektivität und Risiken von Kontrazeptiva nicht nur individuell, sondern auch soziokulturell abgewogen werden. Es wundert bisweilen, mit welch peniblen Kriterien die Weltgesundheitsorganisation die Risiken hormonaler Kontrazeptiva bewertet, ohne sie in Beziehung zur exzellenten Effektivität dieser Methoden zu setzen, durch die ein Vielfaches an Krankheiten und Todesfällen vermieden wird.

Ein weiterer Gesichtspunkt, der die Wahl des Kontrazeptivums beeinflussen kann, ist der gesundheitspräventive Aspekt einer regelmäßigen ärztlichen **Betreuung.** Eine ganze Reihe von nachteiligen Wirkungen, z.B. der Ovulationshemmer, wird allein durch den Umstand aufgehoben, oder sogar mehr als kompensiert, daß eine regelmäßige ärztliche Kontrolle zur Früherkennung von Erkrankungen mit geringer subjektiver Symptomatik führt. Dies gilt für maligne Erkrankungen der Brust, der Zervix und der Ovarien, ebenso wie für genitale Infektionen, den Hypertonus und andere, z.B. neurologische Erkrankungen, deren Symptome in der jeweiligen Zwischenanamnese Erwähnung finden können.

Unter dem genannten Aspekt sind Methoden, deren Gebrauch an einen regelmäßigen Arztbesuch gebunden sind, stets unter der Voraussetzung, daß diese nicht nur als Termin zur Aushändigung eines Rezeptes durch die Sprechstundenhilfe mißverstanden wird, anderen Verfahren, zumindest im Sinne einer weitgehenden **Gesundheitsvorsorge,** vorzuziehen. Bei allen Überlegungen zu Nutzen und Risiko der verschiedenen Verfahren zur Empfängnisverhütung sollte nicht vergessen werden, daß die Sorgfalt, mit der Kontraindikationen ausgeschlossen werden, ebenso wichtig ist, wie die Auswahl der anzuwendenden Methode selbst.

Eine sorgfältige **Anamnese** und eine gründliche Untersuchung werden jedoch gerade deswegen unterlassen, weil es sich bei Frauen, die zur Verordnung von Kontrazeptiva in die Arztpraxis kommen, zumeist um augenscheinlich gesunde Patientinnen handelt. Aus diesem statistisch sicher zutreffenden Eindruck sollte jedoch nicht geschlossen werden, daß nicht die einzelne individuelle Patientin durchaus relevante Risiken aufweisen kann, die sich dem ersten und orientierenden klinischen Blick durchaus verschließen können.

Vor allem die **Erstverordnung** nimmt daher eine gewisse Zeit in Anspruch und sollte nicht im Fünfminutentakt erfolgen. Hilfreich sind stets Anamnese und Untersuchungsschemata, wie sie im Text vorgeschlagen werden. Dies betrifft vor allem die Ordination der hormonalen Kontrazeptiva, welche aufgrund ihrer immanenten systemischen Wirkungen, im guten, wie im schlechten Sinne, den umfassendsten, jedoch durchaus nicht stets nachteiligsten Eingriff in die Physiologie der Frau darstellen.

Die höchst wechselhafte Geschichte hormonaler Kontrazeptiva, namentlich der Ovulationshemmer, endete kürzlich mit der Publikation dreier Studien (WHO 1995 a u. b, Jick u. Mitarb. 1995, Spitzer u. Mitarb. 1996), die übereinstimmend zu dem Ergebnis kamen, daß die Gestagene der sog. „Dritten Generation" gegenüber levonorgestrelhaltigen Präparaten ein etwa 2fach höheres thromboembolisches Risiko implizierten. Es handelte sich um methodisch gleichangelegte Fallkontrollstudien, deren Ergebnisse von zahlreichen Irrtumsmöglichkeiten belastet waren. Die Veröffentlichungen lösten ein breites publizistisches Echo aus und führten zu einem nicht unerheblichen Rückgang in den Verkaufszahlen desogestrel- und gestodenhaltiger Präparate. Wie bereits alle vorherigen, aufsehenerregenden Mitteilungen über Risiken oraler Kontrazeptiva (zuletzt vermeintlich erhöhtes Risiko gestodenhaltiger Pillen, vermeintliches Tumorrisiko bei Cyproteronacetat) zeigt die kritische Analyse der vorgelegten Daten, daß die gefundenen Ergebnisse durchaus nicht tatsächliche stoffliche Eigenschaften der untersuchten Präparate widerspiegeln müssen, sondern durch methodische Unzulänglichkeiten erklärbar waren. Vor allem der erhärtete Verdacht, daß die Verschreibungskriterien für die neueren Präparate weniger streng gehandhabt wurden, als für ältere orale Kontrazeptiva und Komplikationen vorzugsweise während der ersten Anwendungsmonate aufzutreten pflegen, so daß hierdurch neu eingeführte Ovulationshemmer in höherem Maße belastet waren, bildete die Kernpunkte der berechtigten Kritik an den publizierten Untersuchungsergebnissen. Der Umstand, daß in 3 verschiedenen Studien ähnliche Ergebnisse generiert wurden, war einfach dadurch zu erklären, daß die Untersuchungsansätze und Konzepte aller 3 Studien so ähnlich waren, daß auch die Ergebnisse einander im wesentlichen entsprechen mußten. Zusätzlich wurde eine Auswertung aus einer der 3 Studien von Lewis u. Mitarb. (1996) veröffentlicht, in der bei äußerst geringer Fallzahl und nicht statistisches Signifikanzniveau erreichendem Ergebnis mitgeteilt wurde, daß unter levonorgestrelhaltigen Präparaten mit einer höheren Gefährdung durch Herzinfarkt zu rechnen sein könnte. Abgesehen von dem Umstand, daß ein solches Ergebnis nur die Null-Hypothese eines nicht vorhandenen Unterschiedes zwischen Präparaten bestätigt und nicht zum Beweis von Unterschieden zwischen Gestagenen herangezogen werden darf, ist ein öffentliches Aufsehen entstanden, das u. a. die Deutsche Aufsichtsbehörde veranlaßt hat, differente Indikationen für die betroffenen Präparate zu erlassen, wofür im übrigen die Europäische Aufsichtsbehörde keinerlei Grund gesehen hat.

Neben der notwendigen und stattgehabten Auseinandersetzung mit den Inhalten der genannten wissenschaftlichen Arbeiten machen die Reaktionen auf ihre Publikation deutlich, daß eine Reihe von Problemen im Umgang mit Nachrichten zu Risiken von Arzneimitteln, namentlich hormonhaltiger Präparate, verbunden sind, die über eine rationale Beurteilung ihrer Pharmakologie weit hinausgehen. Hormontherapeutika, vor allem Kontrazeptiva, sind nicht ausschließlich als Medikamente zu betrachten, sondern sie repräsentieren auch ein soziokulturelles Phänomen. Durch die Mischung von ideologischen, ökonomischen und gesellschaftspolitischen Faktoren wird eine objektive Wertung von Vor- und Nachteilen und die Einordnung von tatsächlichen und vermeintlichen Risiken in ein rationales Bezugssystem zur fast unlösbaren Aufgabe. Die zweckorientierte Interpretation von Risiken und Nutzen, ein polarisierendes und mit unzutreffenden Begriffsbildungen arbeitendes Pharmamarketing, unkritische Haltung und Mangel an Kommunikationsfähigkeit in der Medizin sowie aggressive, ereignisorientierte Publizistik sind die größten Hindernisse bei dem Versuch, über Wirkungen und Nebenwirkungen von Arzneimitteln zu informieren. Arzneimittelkritiken aus dem Munde selbsternannter Experten sind in der Regel für den Kritiker völlig risikolos und mit der Aura hohen moralischen Anspruchs verbunden. Irrtümer müssen nicht zur Kenntnis genommen werden. Dort, wo der Kritiker durch Ereignisse bestätigt wird, wird ihm öffentliche Anerkennung zuteil. Eine solche Form von Pseudokritik, die gleichermaßen ideologische, ökonomische und persönliche Interessen verfolgen mag wie auch andere Interessengruppen auf dem Arzneimittelmarkt, dient einer ausgewogenen Beurteilung und Einschätzung in keiner Weise. Risiken und Vorteile der Anwendung eines Arzneimittels müssen gegen die Folgen seiner Nichtanwendung abgewogen werden (Heilmann, 1994), ebenso wie Qualität und Quantität möglichen Nutzens und Schadens Berücksichtigung finden sollten. Nimmt man diese Forderung in bezug auf hormonale Kontrazeptiva ernst, so resultiert, auch unter Zugrundelegung eines hohen medizinischen Standards und einer eher geringen Gefährdung von Frauen durch Schwangerschaft und Geburt, eine durchaus positive Bilanz für Lebensführung und Gesundheit von Frauen, welche sich der hormonalen Kontrazeption bedienen. Entscheidend für die Sicherheit dieser Art von Medikamenten ist der verantwortungsvolle Umgang und die Berücksichtigung bekannter Gegenanzeigen bei der Verordnung. So ist die Sorgfalt des verschreibenden Arztes der wohl wichtigste Faktor, welcher den Nutzen zu mehren und Risiken zu mindern in der Lage ist.

# Anhang

## Sexualsteroide der hormonalen Kontrazeption

| Estrogene | | Gestagene | | | |
|---|---|---|---|---|---|
| natürlich | synthetisch | natürlich | synthetisch | | |
| | | | Progesteron-Derivate | Nortestosteron-Derivate (13-Ethyl-Gonane) Gonane | (13-Methyl-Gonane) Estrane |
| Estradiol | Ethinylestradiol | Progesteron | Chlormandinon-acetat | Levonorgestrel | Norethisteron |
| | Mestranol | | Cyproteronacetat | Desogestrel | Ethynodioldiacetat |
| | | | Medroxyprogesteronacetat | Norgestimat | Lynestrenol |
| | | | | Gestoden | Norethisteronacetat |
| | | | | | Norethisteron-enanthat |
| | | | | | Norethynodrel |
| | | | | | Dienogest |

## *Dokumentation zur OH-Verordnung*

---

Name        Vorname       geb.

Wohnort       Straße

Hausarzt

---

**Anamnese**

Menarche _____ Zyklus ____/_____

Geburten _____ Aborte _____

lebende Kinder _____

**Gyn. Operationen** _____

_____

_____

**Gyn. Erkrankungen**
- ☐ Endometriose
- ☐ Myome
- ☐ Ovarialzysten
- ○ Kolpitiden
- ○ Entz. d. inn. Genitale
- ○ EUG
- ○ Zwischenblutungen
- ○ Mastopathie
- ☐ Mammakarzinom
- ☐ CIN
- ☐ Genitaltumoren
- ○ Prämenstruelles Syndrom
- ☐ Hirsutismus
- ☐ Akne
- ☐ Seborrhoe
- ☐ Effluvium

- ☐ *weitere Abklärung erforderlich*

**Erkrankungen in der Schwangerschaft**
- ☐ Cholestase/Ikterus
- ☐ Hypertonus
- ○ Prä/Eklampsie
- ○ Hellp-Syndrom
- ☐ Gestationsdiabetes
- ☐ Thromboembolie
- ○ IUR
- ○ Geburtskomplikationen
- ○ Sectio caes.

**Hormonale Kontrazeption**

| Präp. | von | bis |
|---|---|---|
| | | |
| | | |
| | | |
| | | |

IUP

sonst.

**Familienanamnese**

**Herz-/Kreislauferkrankungen (Verwandte I. Grades <45 J.)**

- ☐ Thrombosen
- ☐ Embolien
- ☐ Herzinfarkt
- ☐ Zerebraler Insult
- ☐ Hypertonus

Mammakarzinom

Diabetes mellitus

andere Tumoren

---

Zigaretten _____ / Tag

Alkohol

Dauermedikation _____

_____

**Eigene Anamnese**

**Herz-/Kreislauferkrankungen**

- ☐ Thrombosen
- ☐ Embolien
- ☐ KHK, Herzinfarkt
- ☐ Zerebraler Insult
- ☐ Hypertonie
- ☐ Herzvitien
- ☐ Diabetes mellitus
- ☐ Fettstoffwechselstörung
- ☐ Lebererkrankungen
- ☐ Porphyrie
- ☐ Rheumatische Erkrankungen
- ☐ Migräne
- ☐ Zerebr. Anfallsleiden
- ☐ Pigmentstörungen

**Befunde**

Größe _____ (cm)    Gewicht _____ (kg)

Blutdruck _____ / _____ mmHg   Abstrich    (nach Papanicolau)

**bei pathologischem Untersuchungsbefund**

**Ultraschall**          Uterus              Adnexe

                                                li          re

**Labor bei speziellen Risiken**

| | |
|---|---|
| CHOL | HbA$_1$ |
| TRIG | AT III |
| HDL-C | Prot S |
| LDL-C | Prot C |
| VLDL-C | aPC-Res. |
| Lp(a) | |

## Aktuelle Daten

| Datum: | | | |
|---|---|---|---|
| RR: | | | |
| Gewicht: | | | |
| PAP: | | | |
| Irreguläre Blutung: | | | |
| Bes. Symptome: | | | |
| Labor: | | | |
| sonstige Befunde: | | | |
| Begleiterkrankungen: | | | |
| Präparat Rp.: | | | |
| | | | |
| | | | |
| | | | |
| Unterschrift: | | | |

*Aufstellung oraler Kontrazeptiva geordnet nach Gestagenen*

### Norethisteron (NET) und Norethisteronacetat (NETA)

Kombinationspräparate

| Östrogen | | Gestagen | | Handelsname |
|---|---|---|---|---|
| EE | 20 µg | NET | 0,5 mg | Eve 20 |
| EE | 30 µg | NET | 0,5 mg | Conceplan M |
| EE | 30 µg | NET | 0,5 mg | Sinovula mikro |
| EE | 35 µg | NET | 0,5 mg | Ovysmen 0,5/35 |
| EE | 35 µg | NET | 1,0 mg | Ovysmen 1/35 |
| ME | 50 µg | NET | 1,0 mg | Ortho-Novum 1/50 |
| EE | 30 µg | NETA | 0,6 mg | Neorlest 21 |
| EE | 50 µg | NETA | 1,0 mg | Orlest 21 |
| | | | | Non-Ovlon |
| EE | 50 µg | NETA | 2,5 mg | Etalontin 21 |

Stufenpräparate

| Östrogen | | Gestagen | | Tabletten | Handelsname |
|---|---|---|---|---|---|
| EE | 50 µg | NETA | 1,0 mg | 11 | Sinovula |
| EE | 50 µg | NETA | 2,0 mg | 10 | |
| EE | 35 µg | NET | 0,5 mg | 6 | Synphasic |
| EE | 35 µg | NET | 1,0 mg | 5 | |
| EE | 35 µg | NET | 0,5 mg | 10 | |
| EE | 35 µg | NET | 0,5 mg | 7 | Trinovum |
| EE | 35 µg | NET | 0,75 mg | 7 | |
| EE | 35 µg | NET | 1,0 mg | 7 | |

Sequenzpräparate

| Östrogen | | Gestagen | | Tabletten | Handelsname |
|---|---|---|---|---|---|
| EE | 50 µg | – | | 6 | Sequostat |
| EE | 50 µg | NETA | 1,0 mg | 15 | |

Reine Gestagenpräparate

| Gestagen | Handelsname |
|---|---|
| NET   0,35 mg | Micronovum |

## Lynestrenol (LYN)

Kombinationspräparate

| Östrogen | | Gestagen | | Handelsname |
|---|---|---|---|---|
| EE | 37,5 µg | LYN | 0,75 mg | Pregnon L |
| EE | 37,5 µg | LYN | 1,0 mg | Ovoresta M |
| EE | 40 µg | LYN | 2,0 mg | Yermonil |
| EE | 50 µg | LYN | 1,0 mg | Anacyclin |
| | | | | Ovoresta |
| EE | 50 µg | LYN | 2,5 mg | Lyndiol |
| | | | | Lyn-ratiopharm |

Sequenzpräparate

| Östrogen | | Gestagen | | Tabletten | Handelsname |
|---|---|---|---|---|---|
| EE | 50 µg | – | | 7 | Nuriphasic |
| EE | 50 µg | LYN | 1,0 mg | 15 | Ovanon |
| | | | | | Ovanon 28 |
| | | | | | Lyn-ratiopharm-Sequenz |

Reine Gestagenpräparate

| Gestagen | Handelsname |
|---|---|
| LYN   0,5 mg | Exlutona |

## Levonorgestrel

Kombinationspräparate

| Östrogen | | Gestagen | | Handelsname |
|---|---|---|---|---|
| EE | 20 µg | LNG | 0,10 mg | Leios |
| | | | | Miranova |
| EE | 30 µg | LNG | 0,125 mg | Monostep |
| EE | 30 µg | LNG | 0,15 mg | Microgynon |
| | | | | Minisiston |
| | | | | Stediril-30 |
| | | | | Femigoa |
| | | | | Femranette mikro |
| EE | 50 µg | LNG | 0,125 mg | Neo-Stediril |
| | | | | Gravistat |
| EE | 50 µg | LNG | 0,25 mg | Neogynon 21 |
| | | | | Stediril-d |

Stufenpräparate

| Östrogen | | Gestagen | | Tabletten | Handelsname |
|---|---|---|---|---|---|
| EE | 30 µg | LNG | 0,05 mg | 6 | Triquilar |
| EE | 40 µg | LNG | 0,075 mg | 5 | Trinordiol |
| EE | 50 µg | LNG | 0,125 mg | 11 | Triette |
| | | | | | Trisiston |
| | | | | | Trigoa |
| EE | 30 µg | LNG | 0,05 mg | 6 | Tristep |
| EE | 50 µg | LNG | 0,05 mg | 5 | |
| EE | 40 µg | LNG | 0,125 mg | 11 | |

Sequenzpräparate

| Östrogen | | Gestagen | | Tabletten | Handelsname |
|---|---|---|---|---|---|
| EE | 50 µg | LNG | 0,05 mg | 11 | Sequilar |
| EE | 50 µg | LNG | 0,125 mg | 10 | |

Reine Gestagenpräparate

| Gestagen | | Handelsname |
|---|---|---|
| LNG | 0,03 mg | 28 Mini |
| NG | 0,03 mg | Microlut |
| | | Mikro-30 Wyeth |

## Desogestrel (DSG)

Kombinationspräparate

| Östrogen | | Gestagen | | Handelsname |
|---|---|---|---|---|
| EE | 20 µg | DSG | 0,15 mg | Lovelle |
| EE | 30 µg | DSG | 0,15 mg | Marvelon |

Sequenzpräparate

| Östrogen | | Gestagen | | Tabletten | Handelsname |
|---|---|---|---|---|---|
| EE | 50 µg | – | | 7 | Oviol 22, 28 |
| EE | 50 µg | DSG | 0,125 mg | 15 | |

## Gestoden (GSD)

Kombinationspräparate

| Östrogen | | Gestagen | | Handelsname |
|---|---|---|---|---|
| EE | 30 µg | GSD | 0,075 mg | Femovan |
| | | | | Minulet |

## Norgestimat (NGM)

Kombinationspräparate

| Östrogen | | Gestagen | | Handelsname |
|---|---|---|---|---|
| EE | 35 µg | NGM | 0,25 mg | Cilest |

Stufenpräparate

| Östrogen | | Gestagen | | Tabletten | Handelsname |
|---|---|---|---|---|---|
| EE | 35 µg | NGM | 0,180 mg | 7 | Pramino |
| EE | 35 µg | NGM | 0,215 mg | 7 | |
| EE | 35 µg | NGM | 0,250 mg | 7 | |

## Dienogest (DNG)

Kombinationspräparate

| Östrogen | | Gestagen | | Handelsname |
|---|---|---|---|---|
| EE | 30 µg | DNG | 2 mg | Valette |
| EE | 50 µg | DNG | 2 mg | Certostat |

## Chlormadinonacetat (CMA)

Kombinationspräparate

| Östrogen | | Gestagen | | Handelsname |
|---|---|---|---|---|
| EE | 80 µg | CMA | 2 mg | Ovosiston |

Stufenpräparate

| Östrogen | | Gestagen | | Tabletten | Handelsname |
|---|---|---|---|---|---|
| EE | 50 µg | CMA | 1 mg | 11 | Neo-Eunomin |
| EE | 50 µg | CMA | 2 mg | 11 | |

## Cyproteronacetat (CPA)

Kombinationspräparate

| Östrogen | | Gestagen | | Handelsname |
|---|---|---|---|---|
| EE | 35 µg | CPA | 2 mg | Diane-35 |

# Literatur

Abernethy, D. R., D. J. Greenblatt: Impairment of antipyrine metabolism by low-dose oral contraceptive steroids. Clin. Pharmacol. Ther. 29 (1981) 106 – 110

Abernethy, D. R., E. L. Todd: Impairment of caffeine clearance by chronic use of low-dose estrogen-containing oral contraceptives. Eur. J. Clin. Pharmacol. 28 (1985) 425 – 428

Aboulker, P.: Conséquences urogénitales du coit réservé et du coit interrompu. In Société national pour l'étude de la stérilité et de la fécondité, Paris: La contraception. Masson, Paris 1963

Adams, M. R., T. B. Clarkson, C. A. Shively, J. S. Parks, J. R. Kaplan: Oral contraceptives, lipoproteins and atherosclerosis. Am. J. Obstet. Gynecol. 163 (1990) 1388 – 1393

Alvarez, F., E. Brache, B. Fernandez et al.: New insights on the mode of action of intrauterine contraceptive devices in women. Fertil. Steril. 49 (1988) 768 – 773

Aral, S. O., W. D. Mosher, W. Cates: Contraceptive use, pelvic inflammatory disease, and fertility problems among American women: 1982. Am. J. Obstet. Gynecol. 157 (1987) 59 – 64

Astedt, B.: Low fibrinolytic activity of veins during treatment with ethinyl estradiol. Acta Obstet. Gynec. Scand. 50 (1971) 279 – 283

Aznar-Ramos, R., J. Giner-Velasquez, R. Lara-Ricalde, J. Martinez-Manautou: Incidence of side effects with contraceptive placebo. Amer. J. Obstet. Gynec. 105 (1969) 1144 – 1149

Back, D. J., M. Bates, A. Bowden, A. M. Breckenridge, M. J. Hall, H. Jones, M. MacIver, M. Orrme, E. Perucca, A. Richens, P. H. Rowe, E. Smith: The interaction of phenobarbital and other anticonvulsants with oral contraceptive steroid therapy. Contraception 22 (1980) 495 – 503

Back, D. J., P. Stevenson, J. F. Tjia: Comparative effects of two antimycotic agents, ketoconazole and terbinafine on the metabolism of tolbutamide, ethinylestradiol, cyclo-sporin and ethoxycoumarin by human liver microsomes in vitro. Br. J. Clin. Pharmacol. 28 (1989) 166 – 170

Back, D. J., A. M. Breckenridge, F. E. Crawford: The effect of rifampicin on the pharmacokinetics of ethinylestradiol in women. Contraception 21 (1980 a) 135 – 143

Back, D. J., A. M. Breckenridge, F. E. Crawford, M. MacIver, M. L'E. Orme, P. H. Rowe, M. J. Watts: An investigation of the pharmacokinetics of ethynylestradiol in women using radioimmunoassay. Contraception 20 (1979) 263 – 273

Back, D. J., A. M. Breckenridge, F. E. Crawford et al.: The effect of oral contraceptive steroids and enzyme inducing drugs on sex hormone binding globulin capacity in women. Br. J. Clin. Pharmacol. 9 (1979) 115 – 119

Back, D. J., H. S. Purba, C. Staiger, M. L'E. Orme, A. M. Breckenridge: Inhibition of drug metabolism by the antimalarial drugs chloroquine and primaquine in the rat. Biochem. Pharmacol. 32 (1983) 257 – 263

Back, D. J., A. M. Breckenridge, S. F. M. Grimmer, M. L'E. Orme, H. S. Purba: Pharmacokinetics of oral contraceptive steroids following the administration of the anti-malarial drugs primaquine and chloroquine. Contraception 30 (1984) 289 – 295

Back, D. J., A. M. Breckenridge, F. Crawford: The effects of rifampicin on norethisterone pharmacokinetics. Eur. J. Clin. Pharmacol. 15 (1979) 193 – 197

Ball, S. E., L. M. Forrester, C. R. Wolf, D. J. Back: Differences in the cytochrome P450 isozymes involved in the 2-hydroxylation of estradiol and 17-alpha-ethinylestradiol: relative activities of rat and human liver enzymes. Biochem. J. 267 (1990) 221 – 226

Ball, M.: A prospective field trial avoiding conception. Europ. J. Obstet. Gynec. reprod. Biol. 6 (1976) 63 – 70

Barlow, D.: The condom and gonorrhoea. Lancet 2 (1977) 811 – 812

Barwin, I. N., T. A. McCalden: The inhibitory of oestradiol 17β and progesterone on human venous smooth muscle (1972)

Breckenridge, A. M.: Enzyme induction in humans. Clinical aspects – an overview. Pharmacol. Ther. 33 (1987) 95 – 99

Bickenbach, H., E. Paulikowics: Hemmung der Follikelreifung durch Progesteron bei der Frau. Zbl. Gynäk. 68 (1944) 153

Bickenbach, W., G. K. Döring, C. Hossfield: Experimentelle Frühovulation durch Cervixreizung beim Menschen. Arch. Gynäk. 192 (1960) 412 – 419

Billings, J.: The Ovulation Method. Advocate Press, Melbourne 1964

Bloemenkamp, K. W. M., F. R. Rosendahl, F. M. Helmerhorst, H. R. Buller, J. Vanderbroucke: Enhancement by factor V leiden mutation of risk of deep-vein thrombosis associated with oral contraceptives containing third-generation progestogen. Lancet 346 (1995) 1593 – 6

Boling, J. L., R. J. Blandau: The role of estrogens in egg transport through the ampullae of oviducts of castrated rabbits. Fertil. and Steril. 22 (1971) 544 – 551

Bolt, H. M., M. Bolt, H. Kappus: Interaction of rifampicin treatment with pharmacokinetics and metabolism of ethinylestradiol in man. Acta Endocrin. 85 (1977) 189 – 197

Bolt, H. M., H. Kappus, M. Bolt: The effect of rifampicin treatment on the metabolism of oestradiol and 17-a-ethinylestradiol by human liver microsomes. Eur. J. Clin. Pharmacol. 8 (1975) 301 – 307

Bone, M.: In The Family Planning Service: Changes and Effects. Her Majesty's Stationery Office, London 1978

Bonnar, J.: Coagulation effects of oral contraception. Am. J. Obstet. Gynecol. 157 (1987) 1042 – 1048

Bracken, M. B.: Spermicidal contraceptives and poor reproductive outcomes. Amer. J. Obstet. Gynec. 151 (1985) 552 – 556

Brandin, J.: Hysteroscopy for sterilization. In: Hafez, E. S. E., W. A. A. van Os, eds. Contraceptive delivery systems. Vol 3. Amsterdam: Elsevier (1982) 63 – 74

Brehm, H., W. Haase: Die Alternative zur hormonalen Kontrazeption. Med. Welt 26 (1975) 1610 – 1617

Brian, W. R., P. K. Srivastava, D. R. Umbenhauer, R. S. Lloyd, F. P. Guengerich: Expression of a human liver cytochrome P450 protein with tolbutamide hydroxylase activity in Saccharomyces cereviciae. Biochemistry 28 (1989) 4993 – 4999

Brodie, M. J., J. Feely: Adverse drug interactions. Br. Med. J. 296 (1988) 845 – 849

Brown, J. B., H. A. F. Blaik: Urinary estrogen metabolites of 19-Norethisterone and esters. Proc. R. Sol. med. 53 (1960) 433 – 437

Brumsted, R., G. Shirk, M. J. Soderling, T. Reed: Attempted transcervical occlusion of the Fallopian tube with the ND:YAG laser. Obstet. Gynecol. 77 (1991) 327 – 328

Brunton, L. L.: Agents affecting gastrointestinal water flux and motility, digestants and bile acids. In Goodman-Gilman, A., Th. W. Rall, A. S. Nies,

P. Taylor (eds): The Pharmacological Basis of Therapeutics, 8th edn. Pergamon Press, New York (1990) 914 – 932

Buchan, H., L. Villard-Mackintosh, M. Vessey, D. Yeates, K. McPherson: Epidemiology of pelvic inflammatory diseases in parous women with special reference in intrauterine device usw. Br. J. Obstet. Gynaecol. 97 (1990) 780 – 788

Burkman, R. T.: Intrauterine device use and the risk of pelvic inflammatory disease. Am. J. Obstet. Gynecol. 138 (1980) 861 – 863

Colditz, G. A.: Oral contraception use and mortality during 12 years of follow-up: the nurses health study. Am. Intern. Med. 120 (1994) 821 – 826

Cole-Harding, S., J. R. Wilson: Ethanol metabolism in men and women. J. Stud. Alcohol. 48 (1987) 380 – 387

Connell, E. B., H. J. Tatum: Manual of reproductive health care. Creative informants, Durant USA 1984

Connell, E. B.: Intrauterine devices. In Kase, N. B., A. B. Weingold: Principles and practice of clinical gynecology 63 (1983) 1033

Crawford, P., D. J. Chadwick, C. Martin, J. Tjia, D. J. Back, M. Orme: The interaction of phenytoin and carbamazepine with combined oral contraceptive steroids. Br. J. Clin. Pharmacol. 30 (1990) 892 – 896

Crawford, F., D. J. Back, M. L. Orme, A. M. Breckenridge: Oral contraceptive plasma concentrations in smokers and nonsmokers. Br. Med. J. 282 (1981) 1829 – 1830

Croft, P., P. C. Hannaford: Risk factors for acute myocardial infarction in women: evidence from the Royal College of General Practitioners oral contraception study. Br. Med. J. 298 (1989) 165 – 168

Crome, P., S. Dawling: Pharmacokinetics of tricyclic and related antidepressants. In Ghose, K. (ed.): Antidepressants for Elderly People. Chapman and Hall, London (1989) 117 – 136

CSAC (Clinical and Scientific Advisory Committee of the National Association of Family Planning Doctors). The COC and phenothiazines. Br. J. Fam. Plan. 15 (1989) 26

Darabi, K. F., R. M. Richart: Collaborative study on hysteroscopic sterilization procedures: preliminary report. Obstet. Gynecol. 49 (1977) 48 – 54

Davidson, B. J., C. D. Rea, G. J. Valenzuela: Atrial natriuretic peptide, plasma renin activity, and aldosterone in women on estrogen therapy and with premenstrual syndrome. Fertil. Steril. 50 (1988) 743 – 746

Deray, G., P. le Hoang, P. Cacoub, U. Assogba, P. Grippon, A. Baumelou: Oral contraceptive interaction with cyclosporin. Lancet 1 (1987) 158 – 159

Dericks-Tan, J. S. E., K. Schneider, H.-D. Taubert: The mechanism of action of a new low-dosed combined oral contraceptive. Arch. Gynäk. 229 (1980) 107 – 114

Dingle, J. T., C. Tietze: Comparative study of three contraceptive methods: vaginal foam tablets, jelly alone and diaphragma with jelly or cream. Amer. J. Obstet. Gynec. 85 (1963) 1012 – 1022

Döring, G. K.: Ein Beitrag zur Frage der periodischen Fruchtbarkeit der Frau aufgrund von Erfahrungen bei der Zyklusanalyse mit Hilfe der Temperaturmessung. Geburtsh. u. Frauenheilk. 10 (1950) 515 – 521

Döring, G. K., R. Schicketanz: Über die Zuverlässigkeit des Scheidendiaphragma als kontrazeptive Methode. Geburtsh. u. Frauenheilk. 46 (1986) 33 – 36

Döring, G. K.: Über die Zuverlässigkeit der Temperatur-Methode zur Empfängnisverhütung. Dtsch. med. Wschr. 92 (1967) 1055 – 1061

Döring, G. K.: Empfängnisverhütung, 11. überarbeitete Auflage. Thieme, Stuttgart 1988

Doyle, J. B.: Cervical tampon-synchronous test for ovulation. J. Amer. med. Ass. 167 (1958) 1464 – 1469

Droegemüller, W., L. R. Katta, T. G. Bright, W. A. Bowes: Triphasic randomized clinical trial: comparative frequency of intermenstrual bleeding. Am. J. Obstet. Gynecol. 161 (1989) 1407–1411

Edelman, D. A.: The use of intrauterine contraceptive device, pelvic inflammatory disease, and Chlamydia trachomatis infection. Am. J. Obster. Gynecol. 158 (1989) 956–959

Edelman, D., C. W. Porter Jr.: Pelvic inflammatory disease and the IUD. Adv. Contracept. 2 (1986) 313–325

Edgren, R. A., J. H. Nelson, R. T. Gordon, W. S. Keifer: Bleeding patterns with low-dose, monophasic oral contraceptives. Contraception 40 (1989) 285–297

El Kady, A. A., H. S. Nagib, E. Kessel: Efficacy and safety of repeated transcervical quinacine pellet insertions for female sterilization. Fertil. Steril. 59 (1993) 301–304

Engel, H. J., E. Engel, K. Behnke, P. Lichtlen: Angiographische Befunde nach Herzinfarkt junger Frauen: Die Rolle oraler Kontrazeptiva. Herz 12 (1987) 290–295

Engel, H. J., E. Engel, P. Lichtlen: Koronarangiographische Befunde bei jungen Frauen mit Herzinfarkt. Rolle oraler Kontrazeptiva. Münch. med. Wschr. 127 (1985) 415–417

Ernst, E., C. Schmölzl, A. Matrai, W. Schramm: Hemorheological effects of oral contraceptives. Contraception 40 (1989) 571–580

Etreby, M. F., J. Gräf, S. Beier, W. Elger, P. Günzel, F. Neumann: Suitability of the beagle dog as a test model for the tumorogenic potential of contraceptive steroids – a short review. Contraception 20 (1979) 237–256

Ewertz, M.: Oral contraceptives and breast cancer risk in Denmark. Eur. J. Cancer 28 A (1992) 1176–1181

Fadel, H., A. Abd Elbary, E. Nour El-Din, A. A. Kassem: Availability of norethisterone acetate from combined oral contraceptive tablets. Pharmazie 34 (1979) 49–50

Faulkner, W. L., H. W. Ory: Intrauterine devices and acute pelvic inflammatory disease. JAMA 235 (1976) 1851–1853

Ferin, J.: Détermination de la période stérile prémenstruelle par la courbe thermique. Brux.-med. 27 (1947) 2786–2793

Fotherby, K.: The progestogen-only pill. In Filshie, M., J. Guillebaud (eds.): Contraception-Science and Practice. Butterworths, London (1989) 94–108

Fredricsson, B., G. Björk: Morphology of postcoital spermatozoa in the cervical secretion and its clinical significance. Fertil. and Steril. 28 (1977) 841–845

Freundl, G.: Spermatozoen-Zervixschleim-Interaktion: Diagnostik und Bedeutung. Gynäkologe 18 (1985) 84–91

Frey, B. M., H. J. Schaad, F. J. Frey: Pharmacokinetic interaction of contraceptive steroids with prednisone and prednisolone. Eur. J. Clin. Pharmacol. 26 (1984) 505–511

Gabius, S., Th. Blossey, A. T. Teichmann, G. A. Nagel: Sind Östrogene beim Mammakarzinom kontraindiziert? DMW 45 (1988) 1774–1778

Gamble, C.: Spermicidal times as aids to the clinicians choice of contraceptive material. Fertil. and Steril. 8 (1957) 174–184

Gerstman, B. B., J. M. Piper, D. K. Tomita, W. J. Ferguson: Oral contraceptive estrogen dose and the risk of deep venous thromboembolic disease. Am. J. Epidemiol. 133 (1991) 32–36

Girolami, A., P. Prandoni, P. Simioni, B. Girolami, L. Scarano, E. Zanon: The pathogenesis of venous thromboembolism. Haematologica 80, Suppl. 2 (1995) 25–35

Glasier, A., K. J. Thong, M. Dewar, M. Mackie, D. T. Baird: Mifepristone (RU 486) compared with high-dose estrogen and progestogen for emergency postcoital contraception. New Engl. J. Med. 327 (1992) 1041–1044

Godsland, I. F., D. Crook, R. Simpson, T. Proudler, C. Felton, B. Lees, M. V.

Anyaoku, M. Devenport, V. Wynn: The effects of different formulations of oral contraceptives agents on lipid an carbohydrate metabolism. New Engl. J. Med. 323 (1990) 1375 – 1381

Goldzieher, J. W., R. L. Young: Ovarian cysts and oral contraceptives. Am. J. Obstet. Gynecol. 160 (1989) 523 – 524

Goldzieher, J. W., L. E. Moses, E. Averkin, C. Scheel, B. Z. Taber: A placebo-controlled double-blind cross-over investigation of the side effects attributed to oral contraceptives. Fertil. and Steril. 22 (1971) 609 – 623

Goldzieher, J. W.: Are low-dose oral contraceptives safer and better? Amer. J. Obstet. Gynecol. 171 (1994) 587 – 590

Goldzieher, J. W., L. E. Moses, E. Averkin, C. Scheel, B. Z. Taber: Nervousness and depression attributed to oral contraceptives: A double-blind, placebo-controlled study. Amer. J. Obstet. Gynec. 111 (1971) 1013 – 1020

Guengerich, F. P.: Inhibition of oral contraceptive steroid-metabolizing enzymes by steroids and drugs. Am. J. Obstet. Gynecol. 163,2 (1990) 159 – 163

Gupta, K. C., J. V. Joshi, K. Hazari et al.: Effect of low estrogen combination oral contraceptives on metabolism of aspirin and phenylbutazone. Int. J. Clin. Pharmacol. Ther. Toxicol. 20 (1982) 511 – 513

Gustavson, L. E., L. Z. Benet: The macromolecular binding of prednisone in plasma of healthy volunteers including pregnant women and oral contraceptive users. J. Pharmacokinet. Biopharm. 13 (1985) 561 – 569

Haberlandt, L.: Über die hormonale Sterilisierung des weiblichen Tierkörpers. Münch. med. Wschr. 68 (1921) 1577

Hammerstein, J.: Gegenwärtiger Stand des Tumorrisikos bei der hormonalen Kontrazeption. Dt. med. Wschr. 112 (1987) 897 – 899

Hammerstein, J., H. Kuhl: Hormonale Kontrazeption. In Wulf, K. H., H. Schmidt-Matthiesen (Hrsg.): Klinik der Frauenheilkunde und Geburtshilfe;

Band 2: Sexualmedizin, Infertilität, Familienplanung (Schneider, H. P. G. [Hrsg.]). Urban & Schwarzenberg, München (1989) 171 – 282

Hammerstein, J.: Grundsätzliche Betrachtungen zur Wahl der Methode bei Mann und Frau. Gynäkologie 17 (1984) 156 – 174

Hanker, J. P., G. Schellong, H. P. G. Schneider: The functional state of the hypothalamo-pituitary axis after highdose oestrogen therapy in excessively tall girls. Acta Endocrinol. 91 (1979) 19 – 29

Hankinson, S. E., G. A. Colditz, D. J. Hunter, T. L. Spencer, B. Rosner, M. J. Stampfer: A quantitative assessment of oral contraceptive use and risk of ovarian cancer. Obstet. Gynecol. 80 (1992) 708 – 714

Harris, R. W. C., L. A. Brinton, R. H. Cowdell, D. C. Skegg, P. G. Smith, M. P. Vessey, R. Doll: Characteristics of women with dysplasia or carcinoma in situ of the cervix uteri. Br. J. Cancer 42 (1980) 359 – 369

Hart, G.: Factors influencing venereal infection in a war environment. Br. J. Veneral Diseases 50 (1974) 68 – 72

Harvey, O. L., H. E. Crockett: Individual differences in temperature changes of women during the course of the menstrual cycle. Hum. Biol. 4 (1932) 453 – 468

Hedon, B., P. Christol, A. Plauchut, A. M. Vallon, E. Desachampts, M. L. Taillant, P. Mares, A. M. Pizelle, F. Laffargue, J. L. Viala: Ovarian consequences of the transient interruption of combined oral contraceptive. Int. J. Fertil. 347 (1992) 270 – 276

Heilmann, K.: Wie bitter sind die Pillen wirklich? Medpharm Stuttgart 1994

Hesla, J. S., R. J. Kurman, J. A. Rock: Histologic effects of oral contraceptives on the uterine corpus and cervix. Semin. Reprod. Endocrinol. 7 (1989) 213 – 219

Himes, N. E.: Medical History of Contraception. Gamut, New York 1963

Houck, R. M., J. M. Cooper, H. S. Rigberg: Hysteroscopic tubal occlusion with formed-in-place silicon plugs: a clinical review. Obstet. Gynecol. 62 (1983) 587–591

Huber, A.: Welches Kontrazeptivum für die Jugend? Sexualmedizin 9 (1980) 154–158

Huggins, G. R., G. L. Guintoli: Oral contraceptives. Fertil. and Steril. 32 (1979) 1–23

Hughes, B. R., W. J. Cunliffe: Interactions between the oral contraceptive pill and antibiotics. Br. J. Dermatol. 122 (1990) 177–180

I-cheng Chi, M. D., P. H. Dr: What we have learned from recent IUD studies: A researcher's perspective. Contraception 48 (1993) 81–108

Inhoffen, H. H., W. Hohlweg: Neue per os wirksame weibliche Keimdrüsenhormon-Derivate: 17-Äthinylöstradiol and Pregnenin-on-3-ol-17. Naturwissenschaften 26 (1938) 96

Jandrain, B. J., D. M. P. Humblet, C. B. Jaminet, A. J. Scheen, U. J. Gaspard, P. J. Lefebvre: Effects of ethinyl estradiol combined with desogestrel and cyproterone acetate on glucose tolerance and insulin response to an oral glucose load: A one-year randomized, prospective, comparative trial. Am. J. Obstet. Gynecol. 163 (1990) 378–381

Jensen, J., C. Christiansen: Effect of smoking on serum lipoproteins and bone mineral content during postmenopausal hormone replacement therapy. Am. J. Obstet. Gynecol. 159 (1988) 820–825

Jick, H., S. S. Jick, V. Gurewich, M. M. Myers, C. Vasilakis: Risk of idiopathic cardiovascular death and non-fetal venous thromboembolism in woman using oral contraceptives with differing progestogen components. Lancet 346 (1995) 1589–93

Jick, H., A. M. Walker, K. J. Rothman, J. R. Hunter, L. B. Holmes, R. N. Watkins, D. C. D'Ewart, A. Danford, S. Madsen: Vaginal spermicides and congenital disorders. J. Amer. med. Ass. 245 (1981) 1329–1332

John, A. P. K.: Contraception in a practice community. J. of Royal College of General Practitioners 23 (1973) 665–675

Johnston, J. A., D. B. Roberts, R. B. Spencer: NFP Service and Methods in Australia. Internat. Rev. Nat. Fam. Plann. 2 (1978) 328–336, (1979) 20–29

Jones, M. K., B. M. Jones: Ethanol metabolism in women taking oral contraceptives. Alcohol Clin. Exp. Res. 8 (1984) 24–28

Joshi, J. V., U. M. Joshi, G. M. Sankholi et al.: A study of interaction of a low-dose combination oral contraceptive with antitubercular drugs. Contraception 21 (1980) 617–629

Joshi, J. V., G. M. Sankolli, R. S. Shah, U. M. Joshi: Anacid does not reduce the bioavailability of oral contraceptive steroids in women. Int. J. Clin. Pharmacol. Ther. Toxicol. 24 (1986) 192–195

Joshi, J. V., V. M. Joshi, G. M. Sankholi et al.: A study of interaction of low dose combination oral contraceptive with ampicillin and metronidazole +. Contraception 22 (1980) 643–652

Jung-Hoffmann, C., H. Kuhl: Interaction with the pharmacokinetics of ethinyl estradiol and progestogens contained in oral contraceptives. Contraception 40 (1989) 299–312

Kahn-Nathan, J.: Les préservativs Féminins. In Société nationale pour l'étude de la stérilité et de la fécondité, Paris: La Contraception. Masson, Paris 1963

Kaminsky, L. S., D. A. Dunbar, P. P. Wang et al.: Human hepatic cytochrome P450 composition as probed by in vitro microsomal metabolism of warfarin. Drug. Metab. Disp. 12 (1984) 470–477

Kaufman, D. W., J. Watson, L. Rosenberg et al.: The effect of different types of intrauterine devices on the risk of pelvic inflammatory disease. JAMA 250 (1983) 759–762s

Kay, C. R.: Progestogens and arterial disease. Evidence from the Royal College of General Practitioners' Study. Am. J. Obstet. Gynec. 142 (1982) 762–765

Kay, C. R.: The Royal College of General Practitioners' oral contraception study: Some recent observations. Clin. Obstet. Gynaecol. 11 (1984) 759 – 786

Keefe, E. F.: A practical openscalethermometer for timing human ovulation. N. Y. J. Med. 49 (1949) 2554 – 2555

Kesseru-Koos, E.: Influence of various hormonal contraceptives on sperm migration in vivo. Fertil. Steril. 22 (1971) 584 – 603

Killick, S. R., K. Bancroft, S. Oelbaum, J. Morris, M. Elstein: Extending the duration of the pill-free interval during combined oral contraception. Advances in Contraception 6 (1990) 33 – 40

Kim-Bjorklund, T., B. M. Landgren, E. Johannisson: Morphometric studies of the endometrium, the fallopian tube and the corpus luteum during contraception with the 300 ug norethisterone (NET) minipill. Contraception 43 (1991) 459 – 474

Knaus, H.: Die fruchtbaren und unfruchtbaren Tage der Frau und deren sichere Berechnung. Maudrich, Wien 1950

Knaus, H.: Die periodische Fruchtbarkeit und Unfruchtbarkeit des Weibes. Zbl. Gynäk. 57 (1933) 1393 – 1408

Knodell, R. G., R. C. Allen, W. T. Kyner: Effects of ethinylestradiol on pharmacokinetics of meperidine and pentobarbital in the rat. J. Pharmacol. Exp. Ther. 221 (1982) 1 – 6

Koch, U. J., P. Tauber, H. Wagner: Ergänzende Empfehlungen des Arbeitskreises „Intrauterinpessare" zur Empfängnisverhütung mit Cu-Intrauterinpessaren bei Jugendlichen. Der Frauenarzt 35,8 (1994) 901 – 902

Kuhl, H.: Risiko der Brustkrebsentstehung durch die Einnahme oraler Kontrazeptiva. Frauenarzt 35 (1994) 99 – 106

Landgren, B. M., G. Csemiczky: the effect of follicular growth and luteal function of "missing the pill". A comparison between monophasic and a triphasic combined oral contraceptive. Contraception 43 (1992) 149 – 159

Larsson, B., S. Rodau, E. Patek: Pelvic inflammatory disease among women using copper IUDs, Progestasert, oral contraceptive pills or vaginal contraceptive pills – a 4-year prospective investigation. Contracept. Deliv. Syst. 2 (1981) 237 – 242

Lemarchand-Beraud, T., M. M. Zufferey, M. Reymond, I. Rey: Maturation of the hypothalamo-pituitary-ovarian axis in adolescent girls. J. Clin. Endocrinol. Metab. 54 (1982) 241 – 246

Lewis, M. A., W. O. Spitzer, L. A. J. Heinemann, K. D. MacRae, R. Bruppacher, M. Thorogood: Third generation oral contraceptives and risk of myocardial infarction: an international case-control-study. Br. med. J. 312 (1996) 88 – 90

Lidegaard, O.: Oral contraception and risk of a cerebral thromboembolic attack: results of a case-control study. Brit. Med. J. 306 (1993) 956 – 963

Lindberg, U. B., N. Crona, L. Stigendahl, A. C. Teger-Nilsson, G. Silfverstolpe: A comparison between effects of estradiol valerate and low dose ethinyl estradiol on haemostasis parameters. Thrombos. Haemostas. 61 (1989) 65 – 69

Lindsay, R., J. Tohme, B. Kanders: The effect of oral contraceptive use on vertebral bone mass in pre- and postmenopausal women. Contraception 34 (1986) 333 – 340

Liskin, L. M., W. Rinehart, R. Blackburn, A. H. Rutledge: Minilaparotomy and laparoscopy: Safe, effective, and widely used. Population Rep. Series C, No. 9. Population Information Program. Johns Hopkins University, Baltimore 1985

Liukko, P., R. Erkkola, R. Lammintausta, M. Groenroos, H. J. Kloosterboer: Blood glucose, serum insulin, serum growth hormone and serum glycosylated proteins during two years' oral contraception with low-estrogen combinations. Ann. Chir. Gynaecol. (Suppl.) 202 (1987) 45 – 49

Loffer, D. F., D. Pent: Pregnancy after laparoscopic sterilization. Obstet. and Gynec. 55 (1980) 643 – 648

Louik, C., M. Werler, J. W. Hanson, S. Shapiro: Maternal exposure to spermicides in relation to certain birth defects. New Engl. J. Med. 317 (1987) 474 – 478

Lukkainen, T., H. Allonen, M. Haukkamaa, P. Lähteemäki, C. G. Nilsson, J. Tuivonen: Five years experience with levonorgestrel-releasing IUDs. Contraception 33 (1986) 139 – 148

MacDonald, J. I., R. J. Herman, R. K. Verbeeck: Sex difference and the effects of smoking and oral contraceptive steroids on the kinetics of diflunisal. Eur. J. Clin. Pharmacol. 38 (1990) 175 – 179

Mackinnon, M., E. Sutherland, F. E. Simon: Effects of ethinylestradiol on hepatic microsomal proteins and the turnover of cytochrome P450. J. Lab. Clin. Med. 90 (1977) 1096 – 1106

Madden, S., D. J. Back, M. L.'E. Orme: Metabolism of the contraceptive steroid desogestrel by human liver in vitro. J. Steroid. Biochem. 35 (1990) 281 – 288

Mall-Haefeli, M.: Schwangerschaftsabbruch. Fortschr. Med. 97 (1979) 531 – 532

Mandour, T., A. H. Kissebah, V. Wynn: Mechanism of oestrogen and progesterone effects on lipid and acrbohydrate metabolism: alteration in the insulin: glucagon molar ratio and hepatic enzyme activity. Eur. J. Clin. Invest. 7 (1977) 181 – 187

Marshall, J.: The Infertile Period. Helicon Press, Baltimore 1963

Martinez-Manautou, J., J. Giner-Velasquez, V. Cortes-Gallegos, R. Aznar, B. Rojas, A. Guiterrez-Najar et al.: Daily progestogen for contraception: A clinical study. Br. Med. J. 2 (1967) 730 – 732

Mathieu, D., E. S. Zafrani, M. C. Anglade, D. Dhumeaux: Association of focal nodular hyperplasia and hepatic hemangioma. Gastroenterology 97 (1989) 154 – 157

Mattson, R. H., R. W. Rebar: Contraceptive methods for women with neurologic disorders. Am. J. Obstet. Gynecol. 168 (1993) 2027 – 2032

McCann, M. F., L. S. Potter: Progestin – only oral contraception: A comprehensive review. Contraception 50 (1994) Suppl. 1 (6)

McCann, M. F., L. S. Liskin, P. T. Piotrow, W. Rinehart, G. Fox: Breastfeeding, fertility, and family planning. Population Reports, Series J, No. 24. The Johns Hopkins University, Population Information Program, Baltimore, Maryland 1984

Mears, E.: Chemical contraceptive trial. J. Reprod. Fertil. 4 (1962) 337 – 343

Meuwissen, J. H. J. M.: Op welke leeftijd ist contraceptie miet meeer nodig? Ned. T. Geneesk. 126 (1982) 110 – 111

Miners, J. O., K. J. Lillywhite, K. Yoovathaworn, M. Pongmarutai, D. J. Birkett: Characterization of paracetamol UDP-glucorono-syltransferase activity in human liver microsomes. Biochem. Pharmacol. 40 (1990) 595 – 600

Miners, J. O., R. Deiner, J. Attwood, R. Robson, D. J. Birkett: Influence of sex and oral contraceptive steroids on drug glucoronidation. Clin. Exp. Pharmacol. Physiol. (Suppl.) 8 (1984) 63 – 72

Molina, R., L. Martinez, O. Salas, A. Dabances, T. Yun, C. Zhi-heng et al.: Combined oral contraceptives and liver cancer. Int. J. Cancer 43 (1989) 254 – 259

Moltz, L., U. Schwartz, J. Hammerstein: Die klinische Anwendung von Antiandrogenen bei der Frau. Gynäkologe 13 (1980) 1 – 17

Mönig, H., C. Baese, H. T. Heidemann, E. E. Ohnhaus, H. M. Schulte: Effect of oral contraceptive steroids on the pharmacokinetics of phenprocoumon. Br. J. Clin. Pharmacol. 30 (1990) 115 – 118

Morris, J. M., G. van Waganen: Postcoital oral contraception. In Hankinson, R. K. B., R. L. Kleinman, P. Eckstein, H. Romero: Proc. VIIIth Int. Conf. Int. Planned Parenthood Fed., Santiago, Chile (1967) 256–259

Morris, S. E., G. V. Groom, E. D. Cameron, M. S. Buckingham, J. M. Everitt, M. Elstein: Studies on low dose oral contraceptives: plasma hormone changes in relation to deliberate pill (microgynon 30) omission. Contraception 20 (1979) 61–69

Moyer, D. L., S. T. Shaw, J. U. Fu: Clinical aspects of inert and medicated intrauterine devices. In Hafez, E. S. E.: Human Reproduction. Harper & Row, Hagerstown 1980

Mumford, S., E. Kessel: Was the Dalkon Shield a safe and effective intrauterine device? The conflict between case-control and clinical trial study findings. Fertil. Steril. 57 (1992) 1151–1176

Negrini, B. P., M. H. Schiffman, R. J. Kurman, W. Barnes, L. Lannom, K. Malley, L. A. Brinton, G. Delgado, S. Jones, J. G. Tchabo, W. D. Lancaster: Oral contraceptive use, human papillomavirus infection, and risk of early cytological abnormalities of the cervix. Cancer Res. 50 (1990) 4670–4675

Ogino, K.: Über den Kontrazeptionstermin des Weibes und seine Anwendung in der Praxis. Zbl. Gynäk. 56 (1932) 721–732

Ory, H.: Functional ovarian cysts and oral contraceptives: negative association confirmed surgically; a cooperative study. J. Amer. med. Ass. 228 (1974) 68–69

Palmer, R.: Evaluation des méthodes de contraception basées sur l'abstinence périodique, et en particulier la méthode des temperatures. In Société national pour l'étude de la sterilité et de la fécondité, Paris: La contraception, Masson, Paris (1963)

Patwardhan, R. V., M. C. Mitchell, R. F. Johnson, S. Schenker: Differential effects of oral contraceptive steroids on the metabolism of benzodiazepines. Hepatology 3 (1983) 248–253

Perucca, E., A. Hedges, K. A. Makki, M. Ruprah, J. F. Wilson, A. Richens: A comparative study of the relative enzyme inducing properties of anticonvulsant drugs in epileptic patients. Br. J. Clin. Pharmacol. 18 (1984) 401–410

Petersen, H., F. DeStefano, G. L. Rubin, J. R. Greenspan, N. C. Lee, H. W. Ory: Deaths attributable to tubal sterilization in the United States 1977 to 1981. Amer. J. Obstet. Gynec. 146 (1983) 131

Petiti, P., T. Mazzei, E. Mini, A. Novelli: Pharmacokinetic drug interactions of macrolides. Clin. Pharmacokinet. 23 (1992) 106–131

Pharriss, B. P., R. Erickson, J. Bashaw, S. Hoft, V. A. Place, A. Zaffaroni: Progestasert: An intrauterine therapeutic system for long-term contraception. Fertil. and Steril. 25 (1974) 915–921

Pincus, G., M. C. Chang: Effects of progesterone and related compounds on ovulation and early development in the rabbit. Acta physiol. lat.-amer. 3 (1953) 177–183

Pons, J. C., E. Papiernik: Mifepristone teratogenicity. Lancet 338 (1991) 1332–1333

Population Report Series A 2: Oral contraceptives: advantages of orals outweigh disadvantages (1975)

Potts, M., J. McDevitt: A use-effectiveness trial of spermicidal lubricated condoms. Contraception 11 (1975) 701–704

Preston, S. N.: A report of a collaborative dose-response clinical study using decreasing doses of combination oral contraceptives. Contraception 6 (1972) 17–35

Rasmussen, D. D., M. Gambacciani, W. Swartz, V. S. Tueros, S. S. C. Yen: Pulsatile gonadotropin-releasing hormone release from the human mediobasal hypothalamus in vitro: opiate receptor-mediated suppression. Neuroendocrinology 49 (1989) 150–156

Reed, M. J., M. S. Ross, L. C. Lai, M. W. Ghilchik, V. H. T. James: In vivo conversion of norethisterone to ethynylestradiol in perimenopausal women. J. Steroid Biochem. Mol. Biol. (1990) 301–303

Reimann-Hunziker, R., W. Wild: Die Pregnandiolbestimmung als Mittel zur Empfängnisregelung. Münch. med. Wschr. 103 (1961) 1264–1266

Relling, M. V., T. Aoyama, F. J. Gonzalez, U. A. Meyer: Tolbutamide and mephenytoin hydroxylation by human cytochrome P450 in the CYP2 C subfamily. J. Pharmacol. Exp. Ther. 252 (1990) 442–447

Rendu, C.: L'église nous a-t-elle trompés? Xavier Mappus, Lyon 1970

Rogers, S. M., D. J. Back, P. J. Stevenson, S. F. M. Grimmer, M. l'E. Orme: Paracetamol interaction with oral contraceptive steroids: increased plasma concentrations of ethinylestradiol. Br. J. Clin. Pharmacol. 23 (1987 b) 721–725

Roman, J., N. Chitu, N. Onulescu, A. Florin: Unsere Erfahrung in der Verwendung von antikonzeptionellen Mitteln. Obstet. si Ginec. 10 (1963) 301–306

Rooks, J. B., H. W. Ory, K. Ishak, L. T. Strauss, J. R. Greenspan, A. Paganini-Hill, C. W. Tyler: Epidemiology of hepatocellular adenoma. The role of oral contraceptive use. J. Am. Med. Ass. 242 (1979) 644–648

Ross, R. K., M. C. Pike, M. P. Vessey, D. Bull, D. Yates, J. T. Casagrande: Risk factors for uterine fibroids: reduced risk associated with oral contraceptives. Brit. Med. J. 293 (1986) 359–362

Rötzer, J.: Erweiterte Basaltemperaturmessung und Empfängnisregelung. Arch. Gynäk. 206 (1968) 195–214

Royal College of General Practitioners: Oral contraceptives and health; an interim report from the oral contraceptive study of the Royal College of General Practitioners. Pitman, New York 1974

Royal College of General Practitioner's oral contraceptive study: Reduction in incidence of rheumatoid arthritis associated with oral contraceptives. Lancet 1978/I, 569–71

Sack, M. N., D. J. Rader, R. O. Cannon: Oestrogen and inhibition of oxidation of low-density lipoproteins in postmenopausal women. Lancet 343 (1994) 269–270

Salomon, W., W. Haase: Intravaginale Kontrazeption. Sexualmedizin 6 (1977) 198–202

Scheen, A. J., B. J. Jandrain, D. M. P. Humblet, C. B. Jaminet, U. J. Gaspard, P. J. Lefebvre: Effects of a 1-year treatment with a low-dose combined oral contraceptive containing ethinyl estradiol and cyproterone acetate on glucose and insulin metabolism. Fertil. Steril. 59 (1993) 797–802

Schentag, J. J.: Assessment of pharmacokinetic drug interactions in clinical drug development. In Yacobi, A., J. P. Skelly, V. P. Shah, L. Z. Benet (eds.): Integration of Pharmacokinetics, Pharmacodynamics and Toxicokinetics in Rational Drug Development. Plenum Press, New York (1993) 149–157

Schott, G.: Die venöse Blutströmung unter dem Einfluß oraler Kontrazeptiva. Z. Klin. Med. 40 (1985) 407–409

Schwartz, S. M., D. B. Thomas: A case-control study of risk factors for sarcomas of the uterus. Cancer 64 (189) 2487–2492

Segal, S. J., F. Alvarez-Sanchez, C. A. Adejuwon et al.: Absence of chorionic gonadotropin in sera of women who use intrauterine devices. Fertil. Steril. 44 (1985) 214–218

Siegberg, R., C. G. Nilsson, U. H. Stenman, O. Widholm: The effect of oral contraceptives on hormone profiles of oligomenorrheic adolescent cycles. Contraception 35 (1987) 29–40

Sillem, M., A. T. Teichmann: The liver. In: Goldzieher, J. H., ed. Pharmacology of contraceptive steroids. Raven Press Ltd., New York (1994)

Simmer, H.: On the history of hormonal contraception. I. Ludwig Haberlandt (1885–1932) and his concept of "Hormonal Sterilization". Contraception (1970) 3–27

Simpson, J. L., O. P. Phillips: Spermicides, hormonal contraception and congenital malformations. Adv. Contracept. 6 (1990) 141 – 167

Sivan, I.: The intrauterine device and uterine perforation (letter to the editor). Obstet. Gynecol. 64 (1984) 744 – 746

Skjeldestad, F. E.: Conception rates post removal. A New Look at IUDs – Advancing Contraceptive Choices. Stoneham, M. A.: Butterworth Heinemann, New York, NY 1992

Skjeldestad, F. E., H. Bratt: Return of fertility after use of IUDs (Nova-T, MLCu250 and MLCu375). Adv. Contracept. 3 (1987) 139 – 145

Song, S., J.-K. Chen, M.-C. He, K. Fotherby: Effect of some oral contraceptives on serum concentrations of sex hormone binding globuline and coeruplasmin. Contraception 39 (1989) 385 – 399

Spellacy, W. N., W. C. Buhi, S. A. Birk: The effect of estrogens on carbohydrate metabolism: glucose, insulin and growth hormone studies on one hundred and seventy-one women ingesting Premarin, mestranol, and ethynyl estradiol for six months. Amer. J. Obstet. Gynec. 114 (1972) 378 – 390

Spitzer, W. O., M. A. Lewis, L. A. J. Heinemann, M. Thorogood, K. D. MacRae: Third generation oral contraceptives and risk of venous thromboembolic disorders: an international case-control-study. Brit. Med. J. 312 (1996) 83 – 88

Struthers, B. J.: Copper IUDs, PID, and fertility in nulliparous women. Adv. Contracept. 7 (1991) 211 – 230

Sung Shih: Intrauterine contraception in Tianjin, People's Republic of China. In Zatuchni, G. I., A. Goldsmith, J. J. Sciarra (eds.): Intrauterine Contraception – Advances and Future Prospects. Harper and Row, Hagerstown, MD (Program for Applied Research on Fertility Regulation Series on Fertility Regulation) (1984) 25 – 30

Tatum, H. J., F. H. Schmidt, A. K. Jain: Management and outcome of pregnancies associated with the Copper-T intrauterine contraceptive device. Amer. J. Obstet. Gynec. 126 (1976) 869 – 879

Taubert, H.-D., H. Kuhl: Kontrazeption mit Hormonen. Thieme, Stuttgart (1995)

Teichmann, A. T., K. Brill, M. Albring, J. Schnitker, P. Wojtynek, E. Kustra: The influence of the dose of ethinylestradiol in oral contraceptives on follicle growth. Gynecol. Endocrinol. 9 (1995) 1 – 7

Teichmann, A. T.: Kontrazeption. Ein Kompendium für Klinik und Praxis. Wissenschaftl. Verlagsgesellsch., Stuttgart 1991

Teichmann, A. T.: Influence of oral contraceptives on drug therapy. Am. J. Obstet. Gynecol. 163 (1990) 2208 – 2213

Teichmann, A. T., H. Wieland, P. Brockerhoff: Sexualhormone, Arteriosklerose und Fettstoffwechsel der Frau. WVG, Stuttgart 1989

Teichmann, A. T., A. Breull, W. Wuttke: Wechselwirkungen seelischer, körperlicher und endokriner Faktoren im Menstrualzyklus. Suppl. Arch. Gynecol. Obstet. Vol. 242, No. 1 – 4 (1987) 480 – 486

Thiery, M., H. van der Pas, H. van Kets: The MLCu-375 intrauterine device. Adv. Contracept. 1 (1985) 37 – 44

Thomas, K., M. Cardon, J. Donnez, J. Ferrin: Changes in hypophyseal responsiveness to synthetic LH-RH during the normal menstrual cycle in women. Contraception 7 (1973) 289 – 297

Tietze, C., S. Lewit: Clinical experience with intra-uterine devices: pregnancies, expulsions and removal. J. Reproduct. Fertil. 17 (1968) 443 – 457

Tietze, C., H. Lehfeldt, H. G. Liebmann: The effectiveness of the cervical cap as a contraceptive method. Amer. J. Obstet. Gynec. 66 (1953) 904 – 908

Tietze, C.: Aspects statistiques de la contraception. Utilisation et efficacité. In Societé national pour l'étude de la stérilité et de la fécondité, Paris: La contraception. Masson, Paris 1963

Tietze, C., S. Lewit: Life risks associated with reversible methods of fertility regulation. Int. Symp. on a Reappraisal of Fertil. Control: Benefits vs. Risks. Montreal 1978

Timmer, C. J., D. Apter, G. Voortmann: Pharmacokinetics of 3-heto-desogestrel and ethinylestradiol released from different types of contraceptive vaginal rings. Contraception 42 (1990) 629–642

Traissac, R., B. Vincent: Continence périodique et méthode thermique: résultat et incidence médicales. C. R. Soc. franc. Gynéc. 32 (1962) 49

Tredway, D. R., C. U. Umezaki, D. R. Mishell Jr., D. S. F. Settlage: Effect of intrauterine devices on sperm transport in the human being: preliminary report. Am. J. Obstet. Gynecol. 123 (1975) 734–735

van Os, W. A., M. Thiery, H. van der Pas et al.: Comparison of four different models of the Multiload copper IUD. Contracept. Del. Syst. 2 (1981) 275–280

van Kets, H. E., M. Thiery, H. van der Pas et al.: Interim insertion of the MLCu250 intrauterine contraceptive device. Contracept. Del. Syst. 1 (1980) 149–154

van der Burg, B., E. Kalkhoven, L. Isbrücker, S. W. de Laat: Effects of progestins on the proliferation of estrogen-dependent human breast cancer cells under growth factor-defined conditions. J. Steroid. Biochem. 42 (1992) 457–465

Van de Velde, Th. H.: Über den Zusammenhang zwischen Ovarialfunktion, Wellenbewegung und Menstrualblutung. Bohn, Harlem (1904)

Vessey, M. P.: Oral contraceptives and cancer. In: Filshie, M., J. Guillebaud, eds. Contraception Butterworth, London (1989) 52–68

Vessey, M., J. Baaron, R. Doll, K. McPherson, D. Yeates: Oral contraceptives and breast cancer: final report of an epidemiological study. Br. J. Cancer 47 (1983) 455–462

Vessey, M., P. Wiggins: Use-effectiveness of the diaphragma in a selected Family Planning Clinic Population in the United Kingdom. Contraception 9 (1974) 15–22

Vessey, M. P., M. Lawless, K. McPherson, Dd. Yeates: Neoplasia of the cervix uteri and contraception: a possible adverse effect of the pill. Lancet II (1983) 930–934

Vessey, M., A. Metcalfe, C. Wells, K. McPherson, C. Westhoff, D. Yeates: Ovarian neoplasms, functional ovarian cysts, and oral contraceptives. Brit. Med. J. 294 (1987) 1518–1520

Vessey, M., M. Lawless, D. Yeates: Efficacy of different contraceptive methodes. Lancet I (1982) 841–842

Vessey, M. P., K. McPherson, B. Johnson: Mortality among women participating in the Oxford Family Planning Association Contraceptive Study. Lancet II (1977) 731–733

Vessey, M. P., D. Yeates, R. Flavel, K. McPherson: Pelvic inflammatory disease and the intrauterine device: findings in a large cohort study. Br. Med. J. 282 (1981) 855–857

Victor, A., P. O. Lundberg, E. D. B. Johansson: Induction of sex hormone binding globulin by phenytoin. Br. Med. J. 2 (1977) 934–935

Vijayalaksshmi, F., M. S. Bamji, B. A. Ramalakshmi: Reduced anaerobic glycolysis in oral contraceptive users. Contraception 38 (1988) 91–97

Webb, A. M. C., J. Russell, M. Elstein: Comparison of Yuzpe regimen, danazol, and mifepristone (RU 486) in oral postcoital contraception. Br. Med. J. 305 (1992) 927–931

WHO Collaborative Study of Neoplasia and Steroid Contraceptives. Depotmedroxyprogesterone acetate (DMPA) and risk of epithelial ovarian cancer. Int. J. Cancer 49 (1991) 191 – 195

Wilson, J. C.: A prospective New Zealand study of fertility after removal of copper intrauterine devices for contraception and because of complications: a four-year study. Am. J. Obstet. Gynecol. 160 (1989) 391 – 396

Winkler, U. H., K. Bühler, C. Oberhoff, S. Koslowsk, T. Hölscher, S. Goitowski, B. Rehage, A. E. Schindler: The dynamic balance of hemostasis: a key for understanding thromboembolism in oral contraceptive users. In Genazzani, A. R., F. Petraglia, F. Boselli, A. Segre, A. D. Genazzani, G. D'Ambrogio (eds.): Current Res. in Gynecol. Obstet. Parthenon, Carnforth (1991) 389 – 394

World Health Organization Collaborative Study of cardiovascular disease and steroid hormone contraception. Effect of different progestogens in low oestrogen orally contraceptives on venous thromboembolic disease. Lancet 346 (1995) 1582 – 1588

World Health Organization Collaborative Study of cardiovascular disease and steroid hormone contraception. Venous thromboembolic disease and combined oral contraceptives: results of international multicentre case-control study. Lancet 346 (1995) 1575 – 82

Yen, S. S. C., G. Vandenberg, R. Rebar, Y. Ehara: Variation of pituitary responsiveness to synthetic LHF during different phases of the menstrual cycle. J. clin. Enocr. 35 (1972) 931 – 937

Zipper, J., V. Monoz, R. G. Wiehler: Propranolol as a novel, effectiv spermicid. Brit. med. J. (1983) 1245 – 1246

**204**

# Sachverzeichnis